AUTOTRAITEMENT DU MAL DE VENTRE

OU

SOULAGER LES TROUBLES DIGESTIFS FONCTIONNELS ET LES SYMPTÔMES ASSOCIÉS :

DIARRHÉE, CONSTIPATION, MIGRAINE, INSOMNIE, ANXIÉTÉ, ETC.

PAR

Larry Tremblay

3e édition
Revue et augmentée

Janvier 2007

Couverture : vivtrail 'O' de Guy Simard, Le Vitrailleur, (levitrailleur@videotron.ca), photo de Michel
Cadoret

Endos : Chantale Tremblay (vitrail en hommage à l'auteur de cet ouvrage)

Photographie : Manon Janelle

Révision linguistique : Lise Bédard et Amélie Lapierre

Édition et distribution :
Larry Tremblay
2518, chemin du Foulon
Québec (Qc) G1T 1X7
CANADA
larry.tremblay@globetrotter.net

Print information available on the last page.

ISBN: 978-1-4251-1432-9 (sc)
ISBN: 978-1-4251-3123-4 (e)

Trafford rev. 02/26/2024

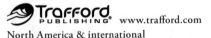 www.trafford.com

North America & international
toll-free: 844-688-6899 (USA & Canada)
fax: 812 355 4082

TABLE DES MATIÈRES

Remerciements

Je tiens à remercier Chantale Tremblay, mon épouse, qui, parfois au risque de froisser mon orgueil, m'a donné la chance de mieux me connaître et de me soigner. Je remercie également Normand, mon fils, à qui j'ai prodigué mes soins, qui ne les remettait pas en question et qui m'a donné la joie de le voir souffrir moins que moi à son âge.

Je remercie mes collaborateurs de la première édition : Francine Allard, Jocelyne Raymond et Dave Tremblay (révision), André Dion pour ses judicieux conseils, Lise Bédard (révision linguistique) de même que Sigrid Choquette pour la préédition.

Je voudrais également remercier mes collaborateurs de la troisième édition: mon épouse, Chantale Tremblay de même que Guy Simard, le Vitralleur, pour les vitraux qui illustrent cette édition; Amélie Lapierre et Lise Bédard à la révision linguistique; ainsi que Manon Janelle pour les photos.

Je tiens à souligner la généreuse collaboration du docteur Pierre Poitras, gastro-entérologue, qui a lu et commenté la seconde et la troisième édition et qui m'a soutenu dans ma démarche.

Je remercie les lecteurs des premières éditions, particulièrement ceux qui m'ont fait parvenir leurs commentaires et qui m'ont donné le courage de poursuivre.

Je remercie enfin l'équipe du *Journal* (Association des employées et des employés du gouvernement du Québec) et du *Journal Vert* qui ont publié certains de mes articles sur les troubles digestifs fonctionnels.

Préface de la 3ᵉ édition

Comparativement aux deux premières éditions, celle-ci comporte une « Revue de littérature ». Ceci complète essentiellement le travail d'écriture auquel je me suis engagé il y après d'une décennie. La section « Revue de littérature » traite à la fois de l'identification et des traitements pharmacologiques de la majorité des symptômes déjà traités dans la section « Démarche personnelle ». Elle décrit également quelques démarches originales, comme celles proposées par Pierre Pallardy et les Dʳˢ Servan-Schreiber et Devroede.

La « Revue de la littérature » compte six sections : les critères de Rome, qui se veulent une reconnaissance internationale du diagnostic, de la terminologie et des traitements associés aux troubles digestifs fonctionnels (TDF); la description et les traitements proposés pour les maux les plus fréquents (flatulence, reflux, constipation, diarrhée, migraine, etc.); quelques causes connues de maux de ventre (alimentation, allergies, maladies, etc.); certaines hypothèses récentes (système nerveux central, traumatismes, psychosomatique, dépression); des exercices proposés par quelques auteurs; et ce que l'on peut prendre pour soulager certains symptômes (homéopathie, phytothérapie, alimentation, suppléments alimentaires).

Bien que ce livre porte sur ce que l'on peut faire pour se soulager de façon naturelle des symptômes associés aux TDF, une large part de l'information colligée dans la revue de littérature portera sur les soins médicaux et sur les conditions justifiants le recours à un professionnel de la santé. Se soigner exige une information la plus adéquate possible afin de juger du moment d'en appeler à la médecine ou aux autres formes de soin. Cette information aidera également à mieux préparer une visite chez un professionnel de la santé. Comme les TDF sont reconnus à forte composante psychosomatique, beaucoup de médecins trouvent les patients difficiles à soigner. Un patient relativement informé pourra améliorer sa relation avec son médecin, ce qui est reconnu comme étant une des conditions de l'efficacité des soins.

Certains critères ont prévalu à la rédaction de la « Revue de littérature ». J'ai tenté d'exclure le plus possible l'information promotionnelle. Il en va de même pour les informations non démontrées ou faibles scientifiquement. Par exemple, j'ai exclu de cette édition un article sur la *candida albicans*, à la suggestion du docteur Pierre Poitras, gastro-entérologue, puisque des recherches ont invalidé les prétentions de l'auteur d'un livre sur le sujet. Par ailleurs, j'ai retenu certaines informations que je considère intéressantes, même si elles ne sont pas toutes démontrées. Ces informations se retrouvent surtout à la fin du chapitre quatre et au chapitre cinq. Le traitement se veut alors un peu plus éditorial. Je vise ainsi à informer le lecteur, mais j'en appelle également à son jugement. En effet, plusieurs recherchent, parfois avec insistance, la formule magique pour soulager leurs malaises. Comme les médecins, je ne crois pas au remède miracle pour traiter les TDF, mais cela ne doit pas nous priver d'une certaine curiosité.

Selon le docteur Michael Oppenheim, la biorétroaction, ou *biofeedback*, ainsi que les antidépresseurs ont le même effet pour soulager les TDF, bien que la première soit plus coûteuse en termes d'apprentissage et plus difficile à appliquer. Cependant, selon moi, quelle que soit l'approche, les résultats en seront améliorés si la technique d'évacuation des gaz et une technique de relaxation y est associée. Je suis convaincu que, dans plusieurs cas, il est possible de traiter efficacement ses symptômes associés aux TDF. Cela passe par des efforts constants, une attitude et des soins généreux envers soi (d'où le titre *Autotraitement*), une meilleure connaissance de soi et… du jugement.

Enfin, comme les TDF sont souvent reliés à des mauvais traitements dans l'enfance, à un symptôme post-traumatique, à l'impact à long terme d'une opération ou à des troubles gastro-intestinaux vécus à l'étranger, ce livre se veut une œuvre de compassion. Plusieurs lecteurs m'ont révélé leurs souffrances. Ils se prodiguaient souvent peu de soins, ne serait-ce que pour paraître normaux. Ils m'ont souvent mentionné que mon expérience et les exercices proposés, enfin « permis », les ont grandement libérés. Je souhaite que cette édition confirme l'importance de bien se traiter, comme l'enfant que nous étions avait besoin de l'être : avec douceur, patience, persévérance, espoir, mais aussi et surtout, avec « mouvements ».

Sillery, le 10 janvier 2007

1 – INTRODUCTION

Je ne suis pas médecin. Je souffre de dyspepsie et du syndrome de l'intestin irritable (SII) depuis ma prime enfance. J'ai expérimenté plusieurs démarches et j'ai tenté de développer celles qui me convenaient le mieux, parfois à cause de l'urgence du moment. Celle que je propose se veut un complément à l'approche médicale. Le degré de sensibilité et la persévérance qu'elle exige ne va pas de soi et ne sont pas enseignés. Je peux cependant vous assurer qu'ils m'ont permis de maîtriser mes symptômes, même s'ils semblaient parfois voguer sur une mer imprévisible, cruelle et envahissante.

La section « Démarche personnelle » décrit, dans des termes simples, les symptômes que j'ai vécus ainsi que certaines de mes hypothèses pour tenter d'expliquer les TDF. Le lecteur pourrait s'y reconnaître et mieux comprendre ma démarche. Je détaille ensuite les exercices d'évacuation des gaz, de libération de la tension nerveuse, et donc de la douleur. Comme il s'agit, à ma connaissance, d'une démarche peu connue, j'en détaille les exercices et les différents niveaux d'amélioration que l'on peut en attendre.

L'esprit dans lequel j'ai abordé ce livre ressemble étrangement à celui de Peter Pan, emblème mythique de ma génération (*baby-boomers*). Nous avons tous expérimenté étant jeunes ce sentiment d'énergie profonde qui nous permettait de guérir, de jouer ou de courir. Je me souviens d'instants de quasi grâce où j'avais l'impression que ma vitalité me permettrait de passer à travers tous les éventuels maux et les vicissitudes de la vie. Malheureusement, nous avons tendance, avec le temps et, de surcroît, lorsque l'on souffre de TDF, à oublier cette sensation de pleine vitalité. On vient à penser que l'on ne la revivra jamais. Comme Peter Pan, il faut, au contraire, ne jamais cesser d'y croire et… y mettre nos meilleurs efforts. De plus, il faudra transcender nos douleurs, le sentiment d'échec et de découragement. Il faudra persévérer, expérimenter, bouger. Que serait Peter Pan sans son combat contre le Capitaine Crochet? Et si ce dernier était ces maux, tant physiques que psychologiques, qui nous assaillent, nous paralysent? Et s'il était la mémoire et la peur de ceux qui nous ont fait mal? Si, comme l'indique le Dr Daniel Dufour dans son livre *Les tremblements intérieurs* (p. 24), la maladie « n'est qu'un message d'une erreur profonde ou superficielle dans l'attitude des gens face à la vie ». Comme disent les sportifs : « Il n'y a pas de gloire, ni d'honneur à vaincre sans péril. » Or, aujourd'hui, à la veille de la cinquantaine, je suis beaucoup plus heureux, plus optimiste, moins souffrant et je fais beaucoup plus de sports qu'à trente ans. Je ressens à nouveau cette merveilleuse vitalité de mon enfance. Dieu que je vous le souhaite!

Comme l'indique le docteur Scott Peck, psychiatre, dans son livre *Les gens du mensonge* (p. 54-55) : « Guérir, c'est aimer. Là où il y a de l'amour, il y a de la guérison. Paradoxalement, une psychologie du mal doit être une psychologie de l'amour, une psychologie débordante d'amour de la vie. Tout au long de son cheminement, sa méthodologie doit se soumettre non seulement à l'amour de la vérité, mais à l'amour de la vie également; à l'amour de la chaleur, de la lumière et du rire, de la spontanéité et de la joie, du besoin de servir et d'être utile. » Substituez les symptômes et les douleurs associés aux TDF à la psychologie du mal du Dr Peck et vous aurez l'objectif de cet ouvrage : la connaissance et le traitement des symptômes afin de rendre la vie bonne. Que ce livre soit pour vous, comme pour Peter Pan, le début d'un voyage fascinant qui refera vivre la joie.

J'ai été initié à la libération des gaz par mon épouse qui, comme moi, a longtemps souffert de dyspepsie sans le savoir. C'est lors de sa grossesse qu'elle a découvert les bienfaits d'évacuer les gaz de l'estomac. Le dégagement régulier des gaz nous a épargné bien des nuits blanches et des malaises. Nous avons un garçon de seize ans qui m'a appris, lorsqu'il était petit et que j'expérimentais les exercices de libération des gaz, qu'il n'y a pas que les petits enfants qui peuvent avoir besoin d'aide pour « faire leur rot ».

On vous dira que les TDF ne se guérissent pas. Comme Peter Pan, je rêve à ma guérison, c'est mon défi! Sans être complètement guéri, avec les exercices effectués régulièrement, je vis comme si je l'étais, car à la moindre douleur et au moindre symptôme, je fais les exercices afin de les éliminer. J'espère que mon expérience permettra au plus grand nombre d'entre vous de profiter des bienfaits d'une libération la plus complète possible des gaz, de la tension nerveuse et de la douleur.

2 – MON HISTOIRE

Une théorie (voir la section sur le livre du Dr Devroede, chirurgien) propose que le syndrome de l'intestin irritable (SII) résulte souvent de la qualité des soins lors de la prime enfance. L'apprentissage des soins prodigués aux enfants est influencé tant par la personnalité des parents que par la manière dont ils ont appris à soigner les autres et à se soigner. On peut alors imaginer que les problèmes digestifs se transmettent sur plusieurs générations. Je décris ici mon histoire et celle de ma famille.

Mes « problèmes » ont commencé dès ma naissance. Selon ma mère, je souffrais de coliques interminables, accompagnées parfois de fièvre. Elle disait que je lui avais appris à « faire des nuits blanches ». Pour arriver à m'endormir, elle me couchait sur son côté et me berçait. Après six mois de ce régime, elle me laissa pleurer seul dans mon lit pendant trois nuits : son problème était réglé. Mes troubles digestifs ont persisté. Il m'arrivait de faire des indigestions aiguës avec perte de conscience.

Je souffrais d'anxiété et d'insomnie. J'engourdissais ces maux en me brassant et en chantant la nuit, comme un animal en cage, au grand dam de mes parents, comme pour remplacer la présence rassurante de ma mère les six premiers mois de ma vie. Cela m'avait assuré ma propre chambre, mon frère aîné ne pouvant me supporter. Je finissais par me relâcher... d'épuisement. Si la peur me faisait mal au ventre, le mal de ventre nourrissait cette peur!

Ma mère avait ouvert son commerce l'année de ma naissance. Très active, elle n'avait pas le temps de s'occuper de nous. Elle avait engagé une bonne. Entre l'âge d'un an et trois ans, je refusais qu'elle me prenne dans ses bras. La seule façon de me tranquilliser était de me placer dans un lit d'enfant, isolé dans ce que nous appelions alors une « chambre de fournaise ». La nôtre comportait une fenêtre qui me permettait de regarder les enfants jouer dehors. Le jour, comme la nuit, lorsque je souffrais d'insomnie, j'avais pris l'habitude de garder en moi mes selles et mon urine le plus longtemps possible. Le mouvement des selles et surtout des gaz était alors mon principal divertissement et la seule façon de retarder les soins!

Lors de ma psychanalyse, je me suis rappelé que ma mère remplaçait ma couche, le soir et la nuit, lorsqu'il n'y avait personne d'autre pour le faire. Mon père occupait deux emplois dont un qui finissait au milieu de la nuit. Lors des soins, elle me piquait régulièrement avec les épingles à couche. Cela me faisait hurler et, paradoxalement, la faisait rire. Évidemment, elle me consolait par la suite. Elle disait alors : « Moi et ma main gauche! » Vers deux ans et demi, lors d'un changement, je pris conscience de ce manège. Je me suis mis a pleurer et elle me prit dans ses bras. Je vis alors mon père, un oncle et mon frère attablés dans la salle à manger. Je me suis mis à pleurer de plus belle pour les « ameuter » et qu'ils viennent me protéger de ma mère. Personne n'a réagi. Je me suis alors dit que jamais je ne pourrais compter sur eux; et que je devrais donc assumer seul la vie avec ma mère... ma mère de nuit. Lorsqu'elle me replaça sur le comptoir pour compléter le changement, je me suis dit qu'un jour je ferais sortir toutes ces piqûres de mon corps. Promesse d'enfant que j'avais bien sûr oubliée.

Avant de découvrir ce manège, j'avais pendant des mois de fortes douleurs passagères qui me « transperçaient la peau » comme si l'on m'arrachait un poil ou qu'une piqûre me sortait du ventre ou des jambes. C'est en analysant ce phénomène que j'ai pu me souvenir de ma promesse d'enfant. C'était comme si les piqûres sortaient de mon corps, une à une. C'est alors que j'ai pris conscience que j'étais sur la voie de la guérison, moi qui également se montrait parfois « piquant »! Ayant eu des frères et une sœur plus jeunes, je me suis remémoré qu'ils s'étaient fait aussi piquer régulièrement. J'étais alors pour eux un de ceux sur qui « on ne pouvait compter ». Lors d'une discussion avec mon plus jeune frère, il m'a dit se rappeler également avoir été piqué et que, contrairement à moi qui avais mis « ça » dans mon ventre, il l'avait mis dans sa tête.

Ce comportement de ma mère avait également sa correspondance sur le plan du langage. Elle avait l'habitude de faire des remarques qui finissaient toujours par me mettre hors de moi. Plutôt que de me mettre en colère, je devenais paralysé, comme si j'étais en état de choc ou que j'attendais d'être capable de « digérer » ses paroles. Je réalisai que ma première réaction à la colère refoulée était une importante contraction du gros intestin. Après un laps de temps de quelques jours, ceci provoquait invariablement une diarrhée souvent accompagnée d'une migraine et d'un état dépressif. Plus vieux, il m'arrivait souvent de gaffer ou de me blesser par maladresse. Plutôt que de me révolter, je me rappelais l'histoire de ma mère, qui vécut dans une famille où le père battait régulièrement ses enfants, ma mère plus souvent que les autres. Je trouvais qu'elle nous avait fait bien moins de mal qu'elle en avait subi. Pouvais-je en demander plus?

Mon père également a souffert de maux de ventre toute sa vie; il a vécu ses malaises comme quelque chose d'inévitable, d'inconscient. Il avait l'impression que toute tentative pour changer ses habitudes était vouée à l'échec. Ma mère prétend qu'elle l'a toujours connu malade. Vers l'âge de trente ans, il était amaigri et vers quarante ans, il devait se faire opérer pour un ulcère d'estomac, ce qu'il a refusé, préférant se soigner et faire attention pour un temps. La nuit, il souffrait régulièrement d'indigestion. Il a développé un cancer de l'estomac en 1995 et, un an plus tard, le cancer s'étant généralisé, il est décédé.

Il avait des difficultés d'affirmation et finissait souvent par éclater dans une colère hystérique lorsqu'il était en relation avec sa parenté ou lorsque nous abordions des sujets délicats (religion, sexe, argent, école, participation à la gestion de l'entreprise familiale, etc.). Il lui arrivait souvent de provoquer des discussions sur ces thèmes, ignorant, nous le redoutions, que cela finirait par tourner au vinaigre. Il cherchait aussi la solitude et travaillait très fort manuellement afin, comme il disait, « d'oublier ou de ne pas penser ». Il était aussi très idéaliste au point de se mettre tout le monde à dos à force de juger les gens, de leur montrer son mépris ou de leur faire la leçon. Ma mère ne pouvait se résigner à nous laisser seuls avec lui. Il lui arrivait souvent de nous dévaloriser et de gaffer avec nous. Ma mère disait alors qu'elle devait réparer. Et, comme il se blessait souvent, elle devait aussi le soigner.

Il venait d'une famille nombreuse dont la plupart mouraient d'un cancer relativement jeunes. Ancien militaire ayant connu le front en 39-45, il pouvait se montrer tour à tour très strict pour certains détails et complètement dépassé par une relation d'autorité : « Vous trouverez ce qui est bon pour vous, moi je n'y connais rien »; ce qui ne l'empêchait pas d'avoir des opinions parfois dures et bien arrêtées sur nous. Pour ma mère, il était un grand malade. Pour cette raison, nous devions être les plus raisonnables, c'est-à-dire lui laisser faire croire qu'il gagnait, qu'il avait raison, que c'était lui le patron!

Ma mère pensait que sa « maladie » provenait des activités militaires. Ayant un fils dysphasique et des frères qui éprouvèrent également des difficultés d'apprentissage, je réalisai que ses difficultés étaient plutôt associées à des troubles de communication (rigidité, crises, incapacité de regarder dans les yeux, anxiété, maladresses, craintes de l'imprévu, etc.). Mon père devenait ainsi particulièrement dangereux en situation de communication, où il était imprévisible, souvent « incisif » et incapable de se mettre dans la peau d'autrui.

J'ai une sœur atteinte d'une maladie incurable qui n'a jamais parlé, ne marchait plus à sept ans; et qui est toujours en institution, à l'aube de la cinquantaine. Mes parents voulaient régler cela seuls, sans nous affecter. Cependant, pour arriver à tout concilier, ils ont dû se résigner à nous placer, mon frère et moi, à l'orphelinat pendant quelques années. Mon frère, qui y est demeuré pendant quatre ans, me dit un jour que tous les enfants de l'orphelinat souffraient de constipation chronique, comme s'ils attendaient leur mère pour se relâcher. J'y recommençai mes jeux de tripes, au point où je tachais souvent mon sous-vêtement. Je me suis retrouvé contraint à porter une couche pendant une semaine, comme quelques autres enfants « en retenue » et, occasionnellement, d'avoir à laver mes sous-vêtements et d'être battu. Pourtant, il n'était pas toujours possible de demander la permission d'aller « faire nos besoins » lorsque nous étions en classe. Nous devions nous retenir… et pas seulement pour le « plaisir »!

Même l'institution semblait souffrir d'une sorte de constipation. Pour faire des économies, les religieuses nous faisaient découper du papier journal, provenant de donateurs, en morceaux de huit sur douze centimètres. Nous n'avions pas droit à plus de deux morceaux pour nous essuyer, car cela bouchait les toilettes. Cela nous valait bien sûr quelques punitions pour manque de propreté ou pour avoir, encore, bouché les toilettes. Voilà pour mes « mères » de la constipation!

Bien entendu, cela s'est régularisé lorsque je fus de retour à la maison. Cependant, ils ont dû se résigner à mettre ma sœur en institution. J'avais l'impression qu'il y avait quelque chose de brisé. Mon père, particulièrement, semblait éprouver de la difficulté à accepter nos problèmes, nos demandes d'enfants, nos maladies surtout : la seule et vraie malade, c'était ma sœur. Les bien-portants que nous étions devaient bien se tenir (se retenir)! J'étais celui qui avait exprimé le désir de ne pas retourner à l'orphelinat. Sans jamais le dire, j'ai toujours souffert de culpabilité, du sentiment de l'avoir sortie de la famille. J'ai toujours craint que l'on finisse par m'en punir. Je me suis caché derrière une certaine arrogance : on y répondait en prenant plaisir à mes déboires… que j'avais ainsi mérités.

Communiquer avec mes parents m'était très difficile. Je désirais passer inaperçu. Chacun à sa façon tentait d'en savoir plus sur moi, mais je demeurais fermé. De mes luttes « intestines », ils ne sauront rien, craignant leurs « soins ».

Plus vieux, mes troubles digestifs semblaient sous contrôle, bien que je souffrais toujours d'insomnie. Cependant, il m'arrivait jusqu'à l'âge de 35 ans, environ une fois l'an, de vivre une période euphorique où j'avais l'impression d'être en contrôle, que tout allait bien, surtout sur le plan scolaire ou du travail. Cela se produisait souvent, quatre jours après avoir rendu visite à mes parents ou vers la fin des classes. Invariablement, après ces quelques jours d'excitation, je faisais une indigestion aiguë avec perte de conscience. Plus jeune, ces périodes étaient particulièrement difficiles pour mon père, qui craignait pour mon cerveau : étais-je épileptique comme sa sœur? Après plusieurs tests, les médecins n'ont rien trouvé. Il semblait même que j'avais d'excellentes fonctions cérébrales... de quoi sans doute devenir écrivain! Plus vieux, je me sentais grandement soulagé après l'indigestion, mais quand même un peu dépressif. De me sentir euphorique, compétent, n'était malheureusement pas pour moi.

Je vivais en espérant qu'un jour cela se replace. Je me sentais de plus en plus vieux, mon univers rapetissait, moi qui désirais l'inverse, et j'étais incapable de faire du sport ou de me concentrer longtemps en raison de douleurs au dos. J'avais de la difficulté à digérer et je souffrais régulièrement d'acouphènes et de migraines. Après mon baccalauréat en philosophie, je vécus mon premier épisode dépressif, suivi d'un second épisode au début de la trentaine. À trente ans, alors que je revenais en bus du boulot, je me suis demandé où allait ma vie. En transposant logiquement mon état d'âme actuel dans l'avenir, je conclus que mon horizon s'amenuisait, qu'il devenait de plus en plus sombre. Même si je lisais beaucoup pour me distraire, pour vivre par procuration, et malgré mes efforts, cette vision d'un avenir s'assombrissant ne s'estompait pas.

J'ai cessé toute lecture et j'ai entrepris une psychanalyse, une promesse d'adolescent que je m'étais faite à la lecture d'œuvres de Freud, jusqu'à ce que ma vie soit plus brillante, ou mieux, jusqu'à ce que j'aie quelque chose de suffisamment intéressant à écrire. Mon frère aîné m'avait dit un jour que j'avais de bonnes idées, que je devrais me mettre à écrire. Alors, à dix-sept ans, je lui avais répondu que j'étais plus un consommateur de culture qu'un producteur : déjà constipé sans doute! Cependant, la graine était semée.

J'ai eu beaucoup de difficulté à compléter mes études. Je me souviens que je devais faire abstraction de ma crainte de réussir, de mon goût souvent irrésistible d'échouer. Car réussir, c'était m'exposer. Et, m'exposer, c'était me faire connaître, me faire reconnaître. Que ce soit envers mes parents, les religieuses ou toute forme d'autorité, cela voulait dire « devenir en relation », et donc, plus ou moins consciemment, prendre le risque que l'on me fasse à nouveau souffrir. Il me fallait donc prendre chaque semestre, chaque cours, chaque jour à la fois; oublier autant que possible mon goût d'échouer, oublier tout succès et recommencer. Cependant, presque chaque fin de trimestre, le cycle de l'indigestion aiguë, de la perte de conscience et de la déprime recommençait.

Une fois sur le marché du travail, j'avais énormément de difficulté à accepter l'autorité. J'étais sujet à de fréquentes colères : il y avait un complot des patrons. Je craignais de rencontrer des gens importants. J'avais également peu d'amis et n'arrivais pas à les conserver. Je devais constamment me préserver de comportements socialement autodestructeurs afin d'éviter de « devenir en relation ». Mes migraines étaient de plus en plus fréquentes. Si je me sentais mal, c'était sans doute la faute de quelqu'un!

Souffrir et avoir un profond sentiment que mes proches souffraient aussi, me savoir impuissant devant toute cette souffrance, me poussaient à agir. J'ai bien espéré que le temps et quelques attentions feraient tout rentrer dans l'ordre. Pourtant, je suis vite tombé dans l'enfer des bonnes intentions. Je ne pouvais nous laisser ainsi, ma famille et moi.

Découvrir que je peux me faire du bien, ne pouvoir le communiquer, même si je rencontre tous les jours des gens qui en auraient besoin, est un dilemme relativement cruel. Il m'était difficile de supporter de voir mon père avoir ses difficultés semblables aux miennes et d'être impuissant, sans mot, devant cette souffrance, lui qui souvent ne voulait rien entendre.

Parfois, lorsque j'étais en analyse, j'avais l'impression de tourner en rond, surtout lorsque mes symptômes prenaient trop de place. Pour progresser, il fallait que je me sente mieux. Il me fallait donc développer et exécuter des techniques pour soulager la dyspepsie et le SII. Le bien-être que j'y trouvais transformait mes exercices en un raccourci vers, non seulement un bien-être physique, mais également social, émotionnel et psychologique.

Ce sont ces raccourcis, que je décris dans ce livre, qui en font son originalité. J'espère ainsi pouvoir aider, sans tomber dans l'enfer des bonnes intentions à vouloir sauver tout le monde ou à vivre les difficultés relatives aux relations d'aide. J'ai l'impression que la distance que procure l'écriture me permet de communiquer mes raccourcis et de rejoindre les lecteurs qui pourraient en avoir besoin dans « leur intimité ».

3 – MA DÉMARCHE

MA PSYCHANALYSE

C'est par une psychanalyse que j'ai pu dénouer la relation que j'entretenais avec mon corps. Avant, je croyais que les malaises avaient leur propre vie, comme la maladie, quelque chose de mystérieux qui grandissait jusqu'à ce qu'ils prennent trop de place, m'obligent à les soigner ou nuisent à ma qualité de vie. J'ai pu découvrir que je demandais à mon corps de régler une bonne partie de mes problèmes, notamment mes émotions dont ma mère m'avait appris à ne pas ressentir, sans qu'il ne m'en coûte. Par exemple, lors d'une visite dans ma famille, valait-il mieux que je m'affirme, que j'évite cette rencontre ou que, en bon garçon, j'y assiste et que je laisse une dizaine de jours à mon corps pour assumer le tout : gel du système digestif pendant quatre jours, insomnie, migraine, nausée, fatigue, déprime et… récupération. Cependant, vivant en couple, mon cycle « purement physique » de prise en compte et de récupération n'allait pas sans affecter mes relations avec ma conjointe.

De plus, il vint un temps où, en plus des symptômes, j'avais l'impression que mon corps ne me supportait plus. Même les petits plaisirs de la vie n'avaient plus de goût. Chaque effort et chaque demande additionnelle à mon corps provoquaient un échec ou il me fallait beaucoup plus de temps pour récupérer. Il ne m'a pas été facile d'élucider cette relation et encore moins de la remanier. J'ai dû réapprendre que le corps est sain, qu'il a ses propres besoins, auxquels je dois répondre « régulièrement » avec un zèle presque monastique. Il m'a fallu apprendre à ne pas tout lui céder à la moindre difficulté, qu'il a une personnalité différente avec laquelle je dois composer. J'ai compris également que lors d'une situation difficile, s'affirmer, plutôt que de paralyser sur place, provoque les mêmes symptômes physiques. Cependant, j'étais nettement plus satisfait; et mon corps récupérait plus rapidement. C'est comme si « mon enfant intérieur » avait pris plaisir à mon

affirmation, même si une situation difficile demeure une situation difficile…
à récupérer.

Au fur et à mesure que je me sentais mieux, j'ai pu entreprendre un dialogue
avec ce que je pourrais appeler « mon enfant intérieur » : « Qu'est-ce qui te
ferait plaisir, te ferait sentir mieux, me permettrait de faire ce que je veux? » ou
bien « Quelles seraient les conséquences de telle action ou de telle pensée? »
Les réponses étaient simples, naïves même, se rapprochant du sens commun.
Il m'est alors devenu possible d'établir une entente avec lui. Il est impératif de
la respecter, de « nous » récompenser et ainsi redevenir de bons amis; même
si parfois nous pouvons avoir des rechutes. Nous devions développer une
indulgence, une patience mutuelle. Mais, c'est moi qui devait être raisonnable
et qui devait faire l'effort de m'affirmer, d'assurer les bons choix, de tenir
compte de mes envies, de mes besoins, de mes émotions. C'était le début
d'une meilleure relation. Si je le néglige, des symptômes réapparaissent,
de même que de la tristesse. Évidemment, je dois alors lutter pour ne pas
réagir contre lui, reprendre nos hostilités. Cependant, lorsque je prends une
décision, même difficile ou inhabituelle, qui nous est mutuellement bonne,
une profonde joie, le frisson même, vient souder notre entente.

Il est devenu un excellent conseiller, qui ne se gêne plus pour me remettre
« symptomatiquement » à ma place. Il a amélioré ma relation de couple
en me faisant prendre conscience que les récriminations de mon épouse
ressemblaient souvent aux siennes. Par exemple, mon épouse pouvait me
dire : « Pourquoi es-tu demeuré paralysé dans telle situation? » Mon enfant
intérieur pouvait traduire une situation semblable en : « Pourquoi m'as-tu
encore laissé seul à avoir peur et à devoir tout assumer dans cette situation? »
Donc, de mieux écouter, de me donner accès à l'enfant intérieur m'a permis
de réagir plus rapidement, plus adéquatement. Ma relation avec mon épouse
s'en est grandement améliorée; et je ne me blesse et ne gaffe presque plus.

Ainsi, mes symptômes sont devenus des révélateurs de ce qui ne va pas dans
ma vie, de mes pensées erronées (distorsion cognitive) ou de ma manière de
réagir à un événement ou le résultat d'un manque d'affirmation. Cela était
encore plus évident lorsque je me retrouvais paralysé, comme lorsque j'étais
petit. Mes symptômes, particulièrement les gaz accumulés, me révélaient que
j'en avais assez, qu'il fallait que je m'occupe de moi, que je me « débloque »,
que je me remette à « bouger ».

J'ai toujours craint mon père. Il cherchait souvent l'excuse pour épancher sa colère sur nous. Je détestais me faire prendre, devenir « mal pris ». Je me sentais obligé d'être toujours vigilant pour ne pas attirer son attention; jusqu'au jour où j'ai pris conscience que j'étais devenu hyper vigilant, que je cherchais à mon tour la bête noire chez les autres, que je me sentais attiré par elle parce que j'y trouvais l'occasion d'une relation « significative ». J'étais aussi attiré par les personnes qui étaient dangereuses pour moi, dans l'espoir de les apprivoiser, de voir venir leurs coups pour mieux m'en prévenir. Mes relations dangereuses me permettaient de renouveler les malaises, de me retrouver ainsi en territoire connu : soit me sentir mal en relation avec qui « ne pouvait me vouloir que du bien ».

J'ai donc dirigé mon attention vers mes réactions, à la fois émotionnelles et physiologiques. Lors de chaque sentiment d'inconfort, chaque obsession ou lorsque « apparemment sans raison » je me sens agressif, je me demande s'il y a quelque chose qui ne va pas? Quelle est la part qui me revient (réalités intérieures), quelle est celle des autres (réalités extérieures)? Suis-je en présence d'un sentiment qui revient souvent, dont j'ai l'habitude, donc qui répond à une réalité intérieure? Le livre de Muriel Schiffman est très éclairant sur le bien que l'on peut obtenir avec ce type de questionnement.

Le sentiment que quelque chose ne tourne pas rond est devenu une occasion que je dois saisir. Lorsque je réalise que c'est bien quelque chose de l'extérieur qui m'affecte, cela me donne un profond sentiment de liberté, de gratitude et de pouvoir. Bien que je ne puisse souvent pas changer les événements extérieurs, je me trouve libéré de savoir que mes réactions ne sont pas le résultat de mes troubles infantiles mal assumés, mais qu'il s'agit bien de réactions normales par rapport à un tel événement. Mon affirmation comme ma récupération physique en seront facilitées.

Il en va également de même en ce qui concerne l'alimentation. La découverte d'aliments gazogènes, leur gestion, me permet tout autant de mieux assumer et soigner mes symptômes.

Ainsi, afin d'avancer dans mon analyse, il fallait apprendre à soigner chacun de mes malaises physiques. Chacun pouvait me prendre des mois, voire des années, à apaiser. À mesure que j'étais capable d'assumer ce qu'ils cachaient et que je peaufinais et répétais mes exercices d'évacuation des gaz et de la tension nerveuse, je pouvais progresser dans mon analyse. Se concentrer des mois à soulager un malaise, c'est une façon de se faire bouger, de se déstabiliser, de s'affirmer sur soi-même. En effet, s'affirmer sur les autres signifie révéler nos préférences, demander un changement de comportement. S'affirmer sur soi, c'est se placer en situation où nous pourrons devenir différent, se demander et, parfois même, s'exiger de penser, d'agir différemment. Or, l'affirmation, comme lorsque l'on s'affirme envers quelqu'un, pour être adéquate, ne doit pas être le résultat d'une projection ou d'une tentative de vengeance ou de punition. Le cas échéant, elle tournera mal, on pourrait alors être tenter d'abandonner tout affirmation. Il faut du temps, de la patience et du jugement avant de discerner si une de nos affirmations résultent d'une attitude constructive. Il en va de même lorsque je soignais mes symptômes. Le résultat n'était pas souvent immédiat. Souvent même, l'attention sur un symptôme particulier pouvait en augmenter le malaise ou la sensation.

De plus, il faillait gérer une certaine angoisse. En effet, même si la gestion d'un symptôme était associée à une meilleure connaissance de moi, sa disparition débouchait invariablement sur d'autres symptômes plus profonds, jusqu'alors imperceptibles. Je finis par avoir peur de soulager totalement un symptôme, car je craignais celui ou ceux qui allaient se révéler.

Par ailleurs, une « gastro » d'origine virale, une grippe ou une trop grande fatigue pouvaient mêler les cartes. Il m'a fallu apprendre à distinguer un malaise psychosomatique d'un malaise purement physique. Cependant, une fois réalisée, cette distinction permet enfin de se concentrer uniquement sur ce qui peut directement atténuer un symptôme physique, appliquer « un raccourci » avec plus de confiance.

J'ai pu ainsi aborder la symbolique du corps. Avec patience, le langage du corps peut enfin se transformer en « je », qui finit par prendre plus de place, intégrer plus de paramètres. Ainsi, par exemple, une contraction du côlon survient systématiquement lorsqu'une personne me fait une remarque désobligeante, disons une vacherie. Je dois gérer à la fois la douleur physique que cela provoque ainsi que les aspects psychologique et relationnel. Tout ce travail peut être très accaparant, pour ne pas dire colossal, mais les résultats ont été, dans mon cas, extrêmement probants. Je ne suis enfin plus la victime de mes symptômes. Ainsi, lorsque j'ai un symptôme, je me pose systématiquement cinq questions : « Qu'ai-je mangé récemment? »; « Depuis combien de temps je n'ai pas fait mes exercices d'évacuation des gaz et de la tension nerveuse? »; « Suis-je fatigué (ai-je bien dormi récemment)? »; « Est-ce que cela me rappelle quelque chose (un ancien symptôme par exemple)? »; « Ai-je subi une vacherie ou rencontré une personne ou subi un événement difficile récemment? » Chacune de ces questions doit être approfondie et je dois leurs trouver une réponse adéquate. Cela fait, il ne me reste plus qu'à appliquer une des techniques appropriées.

Je voulais utiliser le moins possible l'approche de la médecine traditionnelle. J'avais l'impression que les médecins, par la prescription de pilules, avaient un pouvoir très important sur mon mystère intérieur, et que le temps passé avec eux ne permettait pas de comprendre les causes de mes malaises. Je voulais apprendre à me connaître et me soigner. Dans ma façon de voir étant petit, les médecins étaient complices de mes parents; je devais donc les craindre puisque : « Les soins, ça peut faire mal! » Je refusais que le médecin connaisse mon ventre, comme dirait le Dr Devroede, mon fondement.

Un jour que je me plaignais de mes maux de ventre sur le banc de ma psychanalyste, qui me suggérait de consulter un médecin, elle m'a dit que le ventre était fait « pour que ça aille ». Autrement dit, qu'il n'était pas normal que le ventre me fasse tant souffrir. Cette parole suscita énormément de réflexions chez moi, mais mieux, elle me permit enfin d'établir un lien de confiance avec mon corps. Par rapport à la douleur intestinale, il me devint possible de me relâcher, de laisser aller, puisque le ventre était fait pour ça, de ne plus me retenir de crainte d'une plus grande douleur. C'est un peu comme si elle avait remplacé ma mère et m'avait indiqué que même si je me laissais aller, plus personne ne me ferait souffrir.

C'est ainsi que s'est graduellement révélée l'importance des soins du corps. Le concept d'autotraitement du mal de ventre prenait ainsi forme. Pour parodier le Dr Peck, qui a développé l'hypothèse d'une psychologie du mal, j'ai poursuivi la recherche et compris que je pouvais vaincre le mal... de ventre.

À QUI CE LIVRE S'ADRESSE-T-IL?

Des études démontrent que près du tiers des gens souffrent de problèmes gastriques au cours de leur vie. Les problèmes chroniques et graves font vivre un véritable enfer. L'horizon se rétrécit : je ne peux manger ceci ou cela, je ne peux faire de l'exercice parce que je me sens si mal pendant ou après; les fêtes, les voyages, les sorties... Les abus ne me sont pas permis, tout devient insupportable, etc.

Évidemment, ce livre s'adresse aux gens qui ont des problèmes de reflux gastriques, de gaz dans l'estomac et les intestins, de digestion lente, de hoquets, de certains maux de dos, de même que l'alternance de diarrhée, de constipation, de migraines et d'insomnie. On peut souffrir de problèmes gastriques pendant des années sans le savoir. Ceux qui le savent peuvent plus rapidement bénéficier de la lecture de ce livre.

Une approche simple, qui a de bonnes chances de donner des résultats, peut être bénéfique aux personnes qui souffrent de TDF. Je pense même que ceux ayant des malformations ou une maladie inflammatoire peuvent également profiter des exercices d'évacuation des gaz dans le système digestif.

L'activité du système nerveux et sa disponibilité sont extrêmement exigeantes. La douleur diminue la disponibilité qui est essentielle à la créativité, aux bons soins, à une vie sociale gratifiante, au relâchement. Un manque au bon fonctionnement et nous devons recourir à nos mécanismes de défense ou aux médicaments. Les techniques de relaxation peuvent éventuellement réduire le recours aux médicaments et améliorer le bien-être général.

Les gens qui souffrent de tension nerveuse excessive sont susceptibles de développer des symptômes psychosomatiques, comme les migraines. Leur présence est elle-même cause de stress. On peut recourir à la relaxation pour diminuer la fatigue et la tension nerveuse, mais également pour favoriser l'évacuation des gaz et soigner les autres symptômes. Il est cependant très difficile de relaxer lorsque l'on souffre de symptômes associés aux TDF.

Paradoxalement, il faut être dans de bonnes conditions pour bénéficier d'un sommeil de qualité. La présence de gaz, de symptômes, de retenue ou de tension nerveuse excessive affecte le sommeil. Il est possible de trouver un sommeil de qualité en travaillant sur chaque symptôme. En même temps, l'insomnie ou le retour de l'insomnie est un signe que quelque chose ne va pas. En apportant des soins appropriés, il est possible d'améliorer considérablement ses conditions de sommeil.

L'apprentissage de la propreté enseigne tous les avantages d'une bonne retenue pour la vie sociale. Mais lorsque celle-ci devient une manière privilégiée de vivre, de penser, d'être relié à son corps, cela finit par le ralentir, l'embourber : les besoins primaires sont retenus, les gaz peuvent s'accumuler. On apprend à retenir les tensions, les maux de tête, les émotions, l'affirmation, etc. Le système nerveux apprend à se décharger d'une façon qui apparaît inconsciente pour le patient (malaises, migraines, agressivité, fantasmagorie, crises diverses, hystérie). Il est donc essentiel d'établir une approche qui permet de réduire le plus possible l'automatisme de la retenue ou ses excès.

Ce qui m'a le plus satisfait dans le développement de la technique de libération des gaz, c'est de pouvoir améliorer grandement la qualité de vie de notre fils. Selon moi, il a un meilleur sommeil que moi à son âge, une meilleure confiance dans la vie et la sensation, je crois, que ses parents peuvent faire quelque chose pour lui. Ce livre s'adresse donc aussi aux parents d'enfants qui ont certaines difficultés gastriques.

Savoir que l'on peut dégager les gaz et se libérer de la tension nerveuse peut offrir une option intéressante aux médecins et aux thérapeutes. Cela permet de soulager directement les symptômes et, surtout, de réduire parfois le recours à une médication ou à de lourdes interventions. À titre d'exemple, j'ai souffert d'une hernie discale en 1997. Sans la répétition des exercices d'évacuation des gaz et de ma technique de relaxation, je suis convaincu qu'il m'aurait fallu subir une chirurgie. Cela peut également donner de l'autonomie au patient.

DIAGNOSTIC

Cette section décrit **ma perception** des symptômes associés à l'accumulation de gaz (dyspepsie et SII), de la tension nerveuse et de la douleur tels que je les vis. Dans la section « Revue de la littérature », une description plus technique de ces symptômes sera abordée. Bien que mon expérience et les commentaires de plusieurs lecteurs me confirment la nécessité d'évacuer les gaz de l'estomac et du gros intestin, cette approche n'est pas reconnue par la médecine. Elle constitue donc un apport personnel. Étant donnée le peu de couverture scientifique sur le sujet, j'y apporterai une attention particulière. Pour ce qui est de la tension nerveuse et de la douleur, celles-ci sont reconnues par la médecine comme une composante des TDF et des solutions médicales leurs sont apportées. Ma contribution ici consiste à décrire les techniques naturelles que j'exerce pour les soulager.

• Pour les gaz dans l'estomac et le gros intestin

Un des signes d'accumulation de gaz dans le système digestif sont les brûlures d'estomac, qui peuvent survenir lors de périodes d'occupation ou de préoccupations intenses ou simplement à la suite d'un repas peu équilibré ou d'un repas végétarien dont je n'ai pas l'habitude. Lorsque j'étais jeune, une simple gorgée de boisson gazeuse m'infligeait une puissante brûlure d'estomac. Une sensation de ballonnement ou d'avoir toujours faim tout en ayant l'impression d'être incapable d'avaler quoi que ce soit sont aussi des signes, comme souffrir régulièrement d'indigestion et de nausée. Des hoquets occasionnels sont pour moi une tentative du corps de se dégager des gaz dans l'estomac.

Une sensation de lourdeur après un repas, de trop plein, de m'être trop gavé masque souvent la présence de gaz. Souffrir d'irrégularité, d'alternance de diarrhée et de constipation, des crampes dans le gros intestin et la colique en révèlent aussi la présence.

Avoir souvent les mains et les pieds froids, de fréquents sursauts la nuit (rêves) ou éveillé lorsque qu'une personne me touche ou au moindre bruit résultent également d'une accumulation de gaz. L'impression de vide, un stress que rien ne soulage, un manque de tolérance, des angoisses occasionnelles peuvent également en résulter.

Certains maux de dos non persistants, des douleurs au niveau du nerf sciatique, une crampe au mollet m'indiquent également l'accumulation de gaz. Sur le plan cardio-vasculaire et respiratoire, les gaz peuvent provoquer des extrasystoles, un sentiment d'oppression, une difficulté à respirer profondément (respiration thoracique).

Par ailleurs, l'accumulation de gaz m'a souvent occasionné des étourdissements, de l'acouphène et même des spasmes et des tics. Elle peut créer des reflux gastriques silencieux, qui résultent en une irritation des voies respiratoires, incluant des laryngites et pharyngites.

Enfin, sur le plan psychologique, l'hystérie, une tendance paranoïaque (je me sens mal, quelqu'un m'en veut), l'irritabilité, le goût de ne plus bouger (pour ne pas faire de vagues), le goût d'éviter toute forme d'exercice, peuvent aussi être exacerbés par la présence de gaz.

- ## Pour la tension nerveuse excessive

Plusieurs des symptômes que je viens de mentionner peuvent être associés à une accumulation de tension nerveuse. Dans mon cas, la tension nerveuse excessive a fini par affecter ma musculature. Je m'affaiblissais et il m'arrivait souvent de me fouler les poignets, les chevilles et le dos. Grâce au massage, notamment l'antigymnastique, et à la physiothérapie, il est possible de détendre les muscles, de réduire une partie des tensions, mais cela est insuffisant pour éliminer le message de tension diffusé par le système nerveux.

En général, on entend que l'excès de tension nerveuse provient de causes psychologiques, sociales ou économiques. L'expérience m'a montré que les malaises, un ballonnement excessif, par exemple, provoquent un sentiment d'urgence, comme si le corps pressent un danger imminent. Le système nerveux semble réagir comme s'il n'y avait pas de solution. Alors, un sentiment de panique sous-jacent se développe avec la persistance des symptômes. Là encore, il faut trouver une solution simple pour réduire cette tension, si possible, à la source; donc, dans ce cas-ci, en soignant le ballonnement.

Souffrir d'insomnie est un signe de tension excessive, mais peut être également provoqué par la présence de gaz accumulés. Enfin, dans mon cas, la tension nerveuse excessive s'exprime par une impatience, parfois même dangereuse, un manque de disponibilité psychologique. Elle provoque également bien des distractions, des actes manqués.

MES HYPOTHÈSES

Dans ce chapitre, je fais l'inventaire d'hypothèses qui, selon moi, peuvent expliquer la présence de TDF. Comme dit Gilles Vigneault dans la chanson Paulu Gazette : « Quand on sait le nom des choses… on les possède! » Beaucoup de personnes souffrant de TDF recherchent, souvent avec l'aide de professionnels de la santé, la cause de leurs malaises. Dans la section « Revue de la littérature », plusieurs de ces hypothèses seront précisées, de même que des approches pour se soigner. Malheureusement, mon expérience m'indique que la seule connaissance d'une cause de malaises ne les soulage pas. Cependant, cela peut quand même rassurer et, surtout, orienter nos soins.

• Pour les gaz

Bien que nous bénéficiions d'une alimentation variée tout au long de l'année, nos habitudes alimentaires, particulièrement les aliments traités qui nous facilitent tant la vie, peuvent être indigestes. Les croustilles, les aliments à base de gluten (pain, gâteaux, baguels, pâtes, etc.) et les boissons « gazeuses » me donnent l'impression d'être gazogène. Mentionnons que les légumineuses et certains légumes comme le chou-fleur, le maïs et le brocoli sont reconnus pour l'être. Les sucres peuvent être source de fermentation.

Il faut donc apprendre à connaître ses intolérances alimentaires. Selon moi, cependant, si notre organisme ne tolère pas un grand nombre d'aliments, c'est un signe d'un problème de gaz. Ainsi, savoir distinguer un problème d'intolérance alimentaire n'est pas chose simple. Dans la « Revue de littérature », vous verrez un chapitre qui distingue les notions d'allergie et d'intolérance alimentaire. Par ailleurs, des études montrent que certaines personnes avalent simplement de l'air en mangeant, ce qui peut facilement se corriger. Si c'est le cas, on pourrait être tenté, à tort, d'associer les problèmes de gaz aux aliments consommés récemment.

La littérature concernant les bienfaits d'une saine alimentation est très vaste et de qualité inégale. La problématique alimentaire sera donc peu abordée dans cet ouvrage. Les médecins dirigent souvent les patients vers des diététistes. Les méfaits de la consommation d'aliments gazogènes, de même que ceux dont notre organisme se montre intolérant, peuvent efficacement être contrés en consommant moins de ces aliments. Cependant, selon moi, on peut les consommer modérément si l'on fait les exercices d'évacuation des gaz. Mon expérience me montre qu'une fois les gaz du système digestif éliminés, je peux supporter un grand nombre d'aliments, même les gazogènes.

La problématique des gaz peut remonter à la prime enfance. Bien des parents apprennent qu'il faut bien faire le rot au nourrisson. Il ne faut pas beaucoup de négligence pour qu'un enfant souffre de colique. Si la situation perdure, le corps de l'enfant s'habitue. Bien que l'enfant prenne des forces en vieillissant et qu'il puisse arriver à dormir, ses nuits peuvent être agitées, avec de fréquents éveils. Au chapitre de la propreté, des soins tardifs ou douloureux peuvent signifier à l'enfant que son soulagement va lui créer des problèmes. Il peut prendre l'habitude, comme je l'ai fait, de tout garder en lui le plus longtemps possible. Il ne sera alors jamais bien. Il en va de même pour les enfants qui, pour se désennuyer, n'ont de loisirs que de se retenir et de se

« jouer dedans ». Dans la littérature, on mentionne qu'une simple retenue peut provoquer une constipation qui peut durer jusqu'à une semaine.

Dans la flore bactérienne, on retrouve parfois l'*helicobacter pylori* qui se transmet par la salive et qui peut provoquer des ulcères d'estomac. Des traitements antibiotiques existent pour l'enrayer. Il est important de consulter un médecin qui peut vous permettre de la détecter facilement par un test en pharmacie. Lors de voyages, il est possible de subir une intoxication alimentaire. Ces problématiques seront traitées plus loin.

On ne peut sous-estimer les problèmes occasionnés par la sédentarité. Là, on retrouve une bonne part de ce que j'appelle « la phase d'accumulation ». Moins on bouge, plus les gaz s'accumulent. Les malaises diffus augmentent, se complexifient au point où bouger devient douloureux, désagréable. Vouloir se remettre à bouger peut même devenir angoissant.

J'ai pu expérimenter qu'une modification du niveau d'acidité interne peut me créer des problèmes de gaz. Cette hypothèse n'est cependant pas reconnue par la médecine. Trop d'alcalinité (qui peut être occasionnée par une alimentation trop riche en légumes et en pâtes) favorise les infections, les coliques et la diarrhée. On peut facilement déceler un problème d'équilibre acidobasique par des bâtonnets que l'on retrouve dans les hôpitaux, dans les magasins d'alimentation naturelle ou simplement par l'odeur d'urine et son opacité. Souvent, un ajustement alimentaire suffit. Par contre, le problème d'alcalinité peut aussi être dû à une accumulation importante de gaz qui provoquent une diarrhée et un mauvais fonctionnement des reins.

Paradoxalement, dans mon cas, lorsque mon système se montre alcalin, l'accumulation de gaz qui en découle dans l'estomac en étire la paroi, ce qui provoque des brûlements. Prendre alors un antiacide deviendra particulièrement contreproductif, puisque cela accroît l'alcalinité de mon système. Prendre des antiacides alors crée donc un cercle vicieux. Parallèlement, trop d'acidité est irritant pour le système digestif et l'on peut alors souffrir de brûlures d'estomac. Il faut alors compenser par des aliments alcalins. Un bon diagnostic lors de brûlures d'estomac est donc essentiel afin de déterminer les soins appropriés.

Parmi les symptômes prémenstruels ou préovulatoires, mon épouse a remarqué souffrir régulièrement d'une mauvaise digestion, d'une plus grande sensibilité à certains aliments et d'une augmentation de la présence de gaz.

Enfin, je noterais une prédisposition à des réactions psychosomatiques au niveau du système digestif. Le stress est reconnu pour ralentir sensiblement les mouvements (motilité) de l'estomac. Les événements ou relations désagréables sont pour beaucoup de gens assumés par en dedans. Un tel ralentissement du système digestif est propice à l'accumulation de gaz.

• Pour la tension nerveuse

Je serais porté à croire que les gens qui souffrent d'excès de gaz ont d'abord un problème d'accumulation de tension nerveuse. Le système digestif est fait pour fonctionner normalement. Sans la présence d'anomalie, la tension peut faire en sorte qu'il fonctionne au ralenti et que les gaz s'y accumulent, provoquant une alternance de diarrhée et de constipation. Ainsi, l'excès de gaz permet de soupçonner une tendance à accumuler de la tension nerveuse.

Les gens qui consomment déjà des médicaments pour alléger la souffrance ou pour ralentir, ceux qui souffrent d'hypertension, de maladies psychosomatiques ou de migraines ont de gros risques d'être des accumulateurs de tension nerveuse.

D'autres symptômes peuvent révéler une tension excessive. Le goût d'être seul (les autres sont trop difficiles à prendre), des douleurs aux yeux, au cou, aux épaules, dans le dos… peuvent y être associés. Avoir l'impression que notre système digestif est à l'envers, lent ou stagnant. Réfléchir constamment sans résultat, être régulièrement obsédé, être peu sûr de son jugement, en sont également des signes. Avoir l'impression que la vie nous échappe, que nous ne nous possédons plus, se sentir incapable d'écouter son corps. Il en va de même pour des douleurs et tensions musculaires persistantes, des tics et manies. Ou encore quand les bonnes intentions donnent trop souvent de mauvais résultats. Se sentir bullé[1], hors de soi, en est aussi un signe. Aussi,

---

1   Lorsque je suis plein de gaz, je me dis alors que « je suis occupé », dans le sens téléphonique, et que je n'arrive plus à me joindre. J'ai l'impression d'être coupé de mon corps : je deviens enfermé dans ma tête, loin du cœur. Mon épouse et moi avons un code : « Va te reposer mon chéri, t'es bullé! » C'est dur pour mon orgueil, mais tout reviendra à la normale lorsque j'aurai fait mes exercices. Nous ne coupons pas la communication, nous la reportons simplement. Ainsi, bien des malentendus et des conflits sont évités.

être incapable de lâcher prise même si nous savons que cela peut être parfois la meilleure solution pour nous en révèle également la présence.

• L'hypersensibilité viscérale

Des gaz accumulés et une tension nerveuse excessive n'amènent pas tout le monde à souffrir de malaises gastro-intestinaux. Parmi les critères diagnostiques, il y a l'hypersensibilité viscérale. Des tests scientifiques ont montré que les personnes souffrant de TDF, comme celles souffrant de migraines, perçoivent davantage les malaises ou de la douleur à partir d'un stimuli égal, que ce soit au niveau des intestins ou de la peau. Il est cependant de plus en plus reconnu que les gens qui se plaignent de TDF ne le font pas parce qu'ils seraient plus « plaignards » que les autres.

Selon toute logique, une libération des gaz et de la tension nerveuse accroîtra alors davantage le sentiment de bien-être chez les personnes souffrant de TDF. Mon expérience m'indique que c'est l'hypersensibilité viscérale qui prend le plus de temps à améliorer, surtout sans la prise de médicaments. Cependant, une exécution régulière des exercices que je propose permet d'accroître le sentiment de confiance et d'aisance à la longue. Est-ce le fait que j'améliore constamment l'efficacité de mes techniques ou est-ce une lente diminution de ma sensibilité viscérale qui entre en jeu? Je n'en suis pas sûr. Il demeure que j'ai l'impression, avec les années, que je me sens de mieux en mieux et que je suis de plus en plus capable « d'en prendre »!

LES RÉSISTANCES

• Éructations et flatulences interdites

Le moins que l'on puisse dire c'est que, dans les sociétés occidentales, les éructations et les pets sont qualifiés d'impolis et d'inacceptables : on apprend vite aux enfants que ce ne sont pas des choses à faire, surtout en public. Pourtant, il s'agit de besoins aussi essentiels qu'uriner ou déféquer, que nous devons aussi retenir, mais dont la libération, dans un endroit et un moment jugés appropriés, est moins honteuse.

Les pires épithètes dont on peut affubler quelqu'un sont bien « roteux » et « péteux ». Alors, bien des personnes souffrant de gaz s'efforcent de les retenir. Pire, le « refoulement » devient si coutumier que l'on finit par avoir l'impression de ne pas en avoir, même si ce n'est pas le cas. Dans un tel contexte, une personne peut carrément devenir malade, s'affaiblir constamment et devenir un poids pour ses proches et la société. Le livre intitulé *Éloge du pet* de Mercier de Compiègne traite de façon humoristique de ce volet et, comme le dit l'auteur, de façon « bien sentie! ».

L'apprentissage de la propreté et de la bienséance force donc les gens à se cacher, à retarder le soulagement, à s'ignorer et à ne pas se soigner. Nous vivons ainsi clos, immobiles, avec une vision pessimiste de nous-mêmes et de l'avenir. Il ne faut surtout pas sous-estimer le potentiel dépressif de symptômes graves de TDF. Une personne souffrant d'excès de gaz doit souvent prendre son mal en patience, en espérant que cela guérira seul... comme les petits bobos de notre enfance. Elle se fera sans doute traiter pour des symptômes secondaires et restera longtemps angoissée, ne sachant ce qui « se passe en elle ».

• Pour la tension nerveuse

Parler de ses tensions intérieures, d'angoisse, d'anxiété, de stress, est souvent plus tabou que de parler de maladies vénériennes qui peuvent découler de nos exploits sexuels. Cela est perçu comme une faiblesse. Pour la société, les collègues de travail, la famille, tout est de la faute de l'individu qui, s'il s'en donnait vraiment la peine, c'est-à-dire pensait et agissait comme « tout le monde », se sentirait mieux.

Il y a aussi la tendance à la mondialisation qui crée l'obligation de plus en plus pressante de s'ajuster, de s'adapter, de performer. Ceux qui ne peuvent s'adapter n'ont qu'à faire place aux autres! Comme s'il devait exister un purgatoire, des limbes dont ils peuvent sortir une fois prêts pour entrer dans la parade. D'une certaine façon, j'ai l'impression que nous vivons une période de *picking order* où la moindre faiblesse provoque une ruade pour nous tasser. Malheureux du nouvel ordre mondial, soyez discret!

• Le rejet des valeurs et pratiques du passé

Bien des comportements des sociétés traditionnelles sont reconnus aujourd'hui comme pouvant grandement favoriser un bon état de santé. Mentionnons d'abord l'activité physique. Bien peu de choses facilitant la vie moderne (appareils électroménagers, équipements agricoles, voitures, etc.)

existaient alors. Même la marche, pour plusieurs, est devenue un loisir, un luxe : cela prend du temps. La vie en plein air permettait de se soulager plus facilement, surtout lorsqu'il s'agissait de roter ou de péter. Au Moyen Âge, les congés religieux donnaient presque autant de moments « libres » qu'aujourd'hui. De plus, les activités religieuses favorisaient l'intégration et l'harmonie sociale, sans oublier le sentiment de bien-être que procure le sacrement de pardon. Les prières permettaient de mieux lâcher prise et d'aborder les difficultés dans une perspective spirituelle plutôt que personnelle. Plusieurs mentionnent également la perte du sens de la fête, des danses populaires, etc.

• Nos résistances (À quoi servent t-elles ?)

Nos malaises font tellement partie de nous, ils sont si bien intégrés à notre personnalité que, parfois, les voir disparaître, c'est plonger dans l'inconnu. On peut se demander quel serait notre caractère si nous nous sentions mieux.

Nous pouvons retirer des bénéfices de nos malaises. Ils peuvent nous servir à attirer l'attention, d'outil d'affirmation, de refus de porter attention aux autres ou même de « désennui ». L'absence de malaises oblige au bonheur, au travail, à la vie sociale, à la compassion.

La présence de gaz cantonne à une vision personnalisée et limitée des choses (indisposition au monde extérieur). C'est comme si l'on développait une vision « intestine », à courte vue. Sur le plan psychologique, être plein de gaz, c'est vivre l'isolement, être sans compromis. Un être à qui l'on ne peut rien demander, un être « préoccupé »... à digérer. Trop de gaz, c'est aussi se sentir plein, occupé. On peut avoir l'impression de vivre une sorte de paix, une absence de lutte pour la survie, un répit de la tension créée par la faim.

Avoir des gaz, être tendu, c'est aussi constamment prendre sur soi. Au lieu de s'affirmer envers l'extérieur, les autres et soi-même, c'est en soi l'inconscient, le corps qui doit assumer. Le corps désemparé s'angoisse des luttes et surtout des douleurs intestines qu'il devra assumer. Ne pas s'affirmer, c'est se condamner à se sentir mal. L'inconscient devient obligé de nous manipuler pour retrouver satisfaction. On devient donc victime de soi-même, enfermé dans un cercle vicieux.

Une autre raison de ne rien faire est l'exigence et parfois la douleur que l'on doit assumer en se soignant. Comme dirait le Dr Oppenheim, il est si simple de prendre un médicament. Il est très exigeant de se soigner et, surtout, de persister. Si l'on disait autrefois qu'il fallait souffrir pour être belle, il faut parfois le faire également pour améliorer son état.

Sortir de nos malaises, accepter et dépasser nos résistances et celles de la société pour se soigner tient de l'exploit. Parfois, il est heureux qu'une maladie ou un échec nous obligent à mieux nous occuper de nous. Dans son livre, *Les tremblements intérieurs* (p. 23), le docteur Daniel Dufour nous rappelle les paroles d'une de ses patientes, Laura, qui dit : « Sans cette maladie, je ne me porterais pas aussi bien moralement et physiquement qu'aujourd'hui! » Se traiter, lorsque nous avons tendance à somatiser, peut nous faire passer par des périodes très difficiles, douloureuses et angoissantes, sans que nous puissions connaître l'issue.

Pour ceux que les gaz, la tension nerveuse et la douleur associée aux TDF indisposent, j'espère que les pratiques qui suivent amélioreront votre qualité de vie. Plusieurs lecteurs m'ont mentionné que mon témoignage, le simple fait de savoir que « se dégager, c'est maintenant permis! », leur a fait beaucoup de bien. Je vous souhaite la bienvenue dans l'art de se « dégager », de se libérer!

ÉVACUER LES GAZ DE L'ESTOMAC

• Quelques hypothèses

Lorsque l'on se sent mal, lorsque la douleur est dans le ventre, dans le corps, peut-on développer ou suggérer une approche simple, mécanique pour se libérer de la douleur? L'évacuation des gaz est basée sur des hypothèses assez simples :

- les gaz dans un milieu liquide tendent à remonter;
- l'estomac et le gros intestin dirigent leur contenu de la bouche vers le rectum (donc dans le sens inverse des gaz dans un liquide pour ce qui est de l'estomac et de la partie droite du gros intestin);
- les gaz peuvent se coincer, s'accumuler dans le système digestif (jusqu'à quatre litres d'air dans l'estomac), limitant la circulation des gaz, coinçant les intestins, provoquant ainsi des malaises importants qui peuvent perdurer;

- la tension nerveuse nuit à la circulation des gaz (contraction);
- si le volume d'air dans le système digestif est important, réussir à décoincer les gaz, ou mieux, à les évacuer, améliorera la motilité et diminuera considérablement les malaises (dans mon cas, j'arrive tout simplement à les éliminer).

• Roter

Roter est tout à fait naturel et pourtant certaines personnes, comme moi auparavant, n'y arrivent pas. Si l'on ne peut roter, les gaz doivent alors soit descendre par les intestins soit s'accumuler formant des poches tout au long du système digestif. Heureusement, il est possible d'apprendre à roter à la demande, de forcer les rots de diverses manières. La plus facile et la plus connue, c'est le concours de rots des adolescents. **Il suffit d'abord de se concentrer, de se décontracter la gorge et le ventre et de prendre une profonde inspiration en gonflant le ventre le plus possible. Tout en conservant l'air dans les poumons et le ventre bien gonflé, il faut avaler une petite bulle d'air et la faire sortir immédiatement par la bouche.** Idéalement, il y aura une plus grande quantité d'air qui sortira de la bouche que ce qui aura été avalé. C'est la base de la technique de dégagement des gaz. Avec l'habitude, avaler une bulle d'air et l'évacuer suffit.

Une variante, qui augmente l'efficacité de la technique, consiste à contracter les muscles pectoraux après avoir avalé la bulle d'air. Ceci augmentera la pression interne de l'estomac poussant l'air qui y est accumulé vers l'extérieur. La variation de la pression (contracter-décontracter) facilite également la circulation des gaz dans le gros intestin.

Le mécanisme des rots fonctionne parce que, lorsque l'on tente de faire ressortir la petite bulle d'air que nous venons d'avaler, de l'air déjà présent dans l'estomac s'y ajoute. Avec le temps, j'ai peaufiné ma technique pour faire en sorte d'avaler le moins d'air possible pour déclencher un rot et de maximiser l'air qui l'accompagnera à la sortie.

Voici une autre façon de provoquer de gros rots. Après quelques minutes étendu dans un bain chaud, je me décontracte le ventre et je le gonfle doucement le plus possible en inspirant profondément. J'expire ensuite tout en décontractant le ventre. Je répète cet exercice respiratoire quatre ou cinq fois. Ensuite, après une profonde inspiration, tout en gonflant et décontractant le ventre, je me relève doucement jusqu'à la position assise. Cela déclenche régulièrement une remontée d'air très importante. Si la remontée ne se déclenche pas d'elle-même, j'avale une petite bulle d'air. Cela suffit souvent. Il est aussi possible de faire la même chose sur un divan ou en se berçant. On peut même répéter cette technique à quelques reprises.

Une façon très efficace de dégager les gaz est de se servir du hoquet. Le hoquet consiste en une forte contraction du diaphragme provoquée par une tentative de l'organisme de dégager un excès de gaz coincé dans le fond de l'estomac. Cependant, ces mouvements sont aléatoires. On peut apprendre à diriger les gaz déplacés lors d'un hoquet vers le haut de l'estomac. Une quantité importante de gaz peut ainsi remonter rapidement. Par contre, la remontée de gaz peut être douloureuse. Avec la pratique, on peut y arriver avec très peu de douleur.

Le hoquet étant provoqué par un excès de gaz, s'en servir pour les évacuer en élimine donc la cause. Ainsi, le hoquet dure très peu lorsque j'éructe les gaz qu'il fait remonter. Avec la pratique, j'arrive à prolonger le hoquet (poursuivre les contractions du diaphragme) en gonflant le ventre, pour ainsi évacuer le plus de gaz possible. J'estime que deux à trois minutes d'éructation avec le hoquet équivalent à une bonne vingtaine de minutes d'exercices d'évacuation des gaz.

Par contre, si vous avez déjà un problème de hoquet, il vous suffira d'éructer l'air qu'il dégage pour qu'il disparaisse rapidement. Je ressens une profonde décontraction de l'estomac à la fin d'une séance de hoquet.

Une autre façon efficace de dégager les gaz dans l'estomac est de provoquer une nausée et de restituer. Les anorexiques, les boulimiques ou les artistes souffrant du trac y ont souvent recours. Un bien-être général s'ensuit, mais il s'agit là d'une méthode plutôt radicale, douloureuse et, j'ajouterais, pas très saine : on n'a pas besoin de tant souffrir pour être bien.

Avaler de l'air lorsque l'on en a déjà trop dans l'estomac est une perspective peu réjouissante, surtout si l'on ne réussit pas à le faire remonter au début. Il suffit de persévérer. Vous pouvez aussi prendre un ou deux verres d'eau. Ceci diluera le méat gastrique, ce qui facilitera la remontée de l'air.

Vous pouvez également vous décontracter le haut du ventre le plus possible en prenant quelques grandes respirations. Roter demande une attitude, une orientation particulière du haut du corps. Se pencher quelque peu vers l'avant ou étirer le cou peut aussi aider. Si vous n'y arrivez pas, un conjoint, un adolescent, une connaissance « bien rotante » peut vous faire une démonstration! Apprendre à se soigner vaut bien une risée!

Au début, avaler une bulle d'air ne provoque généralement que de petits rots. Lorsque le haut de l'estomac sera libéré et que votre technique sera affinée, plus les remontées de gaz (borborygmes) seront importantes. Si vous entendez un borborygme après un rot, c'est le signe que la technique fonctionne. Avec la pratique, j'en entends presque à chaque rot. Par contre, même avec une bonne maîtrise, les remontées varient grandement. Je me dis toujours qu'il n'y a pas de mauvais rot, même la libération d'une petite quantité d'air fait du bien.

Roter à répétition diminue la pression dans le haut de l'estomac. Les gaz emprisonnés plus profondément ont tendance à remonter pour rétablir l'équilibre interne. C'est ce que j'appelle « la mécanique des fluides » : l'air coincé dans le fond de l'estomac remonte, à contresens des aliments, plus rapidement si la pression du haut de l'estomac est moindre que celle du bas.

L'expérience me montre que dégager les poches d'air accumulées dans le haut et le milieu de l'estomac est relativement facile, lorsque l'on arrive à éructer bien sûr. Celles coincées dans le creux de l'estomac, tapies aussi profondément que derrière le nombril, sont malheureusement beaucoup plus difficiles à débloquer. Mais, selon moi, ce sont celles dont la libération donne le plus de bienfaits. En effet, les poches d'air au fond de l'estomac ont tendance à coincer le bas du gros intestin et à en paralyser la circulation des gaz. Une fois dégagé, mon gros intestin émet de nombreux borborygmes. Nous y reviendrons.

Pour localiser l'endroit de l'estomac, où se logent les gaz, je prends une profonde inspiration. Je me concentre afin de ressentir l'emplacement le plus douloureux de mon ventre. Cela indiquera là où des gaz peuvent être coincés. Une autre façon de les localiser consiste à écouter les borborygmes. Généralement, ils se font entendre de l'endroit où l'air vient de se dégager, ce qui correspond souvent à l'endroit d'où venait la douleur la plus intense. Systématiquement, je rote après chaque borborygme provenant de l'estomac : il serait inutile de le faire après un borborygme qui proviendrait du gros intestin. Une fois l'air évacué, j'inspire à nouveau profondément et, le plus souvent, je ne ressens plus la douleur à l'endroit où le borborygme avait débuté.

Je recherche un nouvel endroit douloureux. Je tenterai d'y décontracter le ventre le plus possible afin de faciliter le déblocage de l'air qui s'y loge. Souvent, surtout dans le fond de l'estomac, l'air ne se dégagera pas immédiatement. Il me faudra parfois de deux à trois profondes inspirations et autant de décontractions avant d'y ressentir un important déblocage. Généralement, lors d'une profonde inspiration, je conserverai l'air et la décontraction le plus longtemps possible autour de l'endroit que j'avais identifié comme le plus douloureux. Si le gaz ne s'y est pas débloqué, j'expire, je prends quelques respirations normales et j'inspire profondément à nouveau. Je persisterai jusqu'à ce que le gaz soit libéré. Je pourchasserai ainsi les gaz dans tous les endroits où je ressens de la douleur, parfois pendant des heures.

Il faudra aussi apprendre à distinguer les borborygmes de l'estomac de ceux du gros intestin. En général, ceux du gros intestin partent souvent de ma droite vers ma gauche en haut du ventre de même que du haut vers le bas du côté gauche du ventre. Contrairement à ce qui se passe pour l'estomac, un borborygme important du gros intestin ne provoquera pas une sortie gaz importante lors d'un rot provoqué. Ceci est donc une façon de les distinguer.

Au début de la libération des gaz, on peut sentir un malaise. Puisqu'il faut décontracter le ventre, il arrive que je ressente davantage mes malaises (hypersensibilité). Le remède peut momentanément apparaître pire que le mal. Rassurez-vous, les bienfaits d'une libération complète valent amplement de légers malaises momentanés.

Au début de la pratique et dans les périodes de grandes crises (angoisse, anxiété, indigestions, coliques, insomnie, etc.) je peux avoir à roter pendant plus de deux heures pour obtenir un relâchement complet. Par la suite, cependant, mon estomac, mes intestins, mes reins et ma circulation sanguine fonctionneront normalement et sans douleur. Je retrouverai également un sommeil de qualité, sans agitation.

Se dégager totalement prend du temps parce que nous devons évacuer les gaz à contresens du mouvement normal du système digestif. Si l'on ne dégage que le haut de l'estomac, il restera de l'air plus profondément. Le cas échéant, nous aurons seulement soulagé les brûlures d'estomac, ce qui est déjà pas mal. Pour optimiser les retombées de cette pratique, il faut dégager le plus de gaz possible afin de dénouer tout le système digestif.

Il se peut également que vous souffriez de douleurs abdominales sans que vous ayez un problème de gaz dans l'estomac. Une façon de vérifier si vous avez des gaz dans l'estomac est, ici encore, d'avaler une bulle d'air. Si elle prend un certain temps pour descendre jusque dans l'estomac et que vous l'entendez descendre tout le long de votre œsophage avec un son relativement constant et aigu, il est possible que vous n'ayez pas de problème de gaz. Dans mon cas, il ne faut pas beaucoup de temps pour que la bulle d'air atteigne l'estomac, et les remontées se font rapidement et sur une courte distance.

• **Roter couché**

Peu ou pas de temps pour me soigner, une mauvaise alimentation, avoir vécu un stress récent, avoir rencontré des gens qui me font sentir mal, et me voilà souffrant de malaises au milieu de la nuit (insomnie, angoisse, picotements, sursaut, palpitations, acouphène, etc.). Lorsque cela m'arrive, invariablement, je me lève, je vais uriner et je bois un peu de liquide, généralement du jus d'orange. De retour au lit, je m'assois et je rote quelques minutes pour dégager le haut de l'estomac. Ensuite, je me couche alternativement sur chaque coté, parfois en me balançant légèrement et je rote ainsi. Lorsque je suis sur le côté droit, je remonte mon bras le long de ma tête et je la relève avec ma main. Pour bien étirer mon côté droit, je pousse doucement ma tête vers l'avant. Je plie également ma jambe droite et je place mon talon gauche sous mon genou droit. Je saisie ma cheville droite de la main gauche et je la ramène vers les fesses. Étirement garanti.

Le côté droit de mon dos est généralement plus tendu que mon côté gauche. J'en profite ainsi pour étirer tout mon côté droit tout en rotant. Après une, deux ou trois minutes sur un côté, je me redresse à nouveau et je rote à plusieurs reprises. Lorsque je m'assois pour roter, il arrive souvent que des grosses remontées de gaz se produisent (gros borborygmes). Ensuite, je m'étends sur le côté opposé à celui où j'étais précédemment. Le décoinçage des gaz du haut de l'estomac, lorsque je suis étendu sur le côté droit, est très utile puisque cela permet de réduire la pression sur le gros intestin. La libération des gaz du gros intestin en sera facilitée. Je reviens par la suite en position assise. Je profite aussi de cette position pour m'étirer parfois le dos en me penchant le

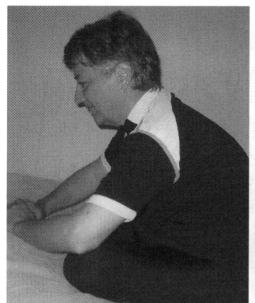

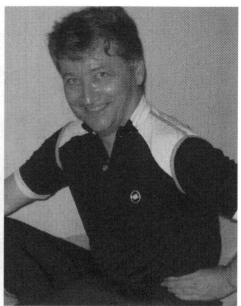

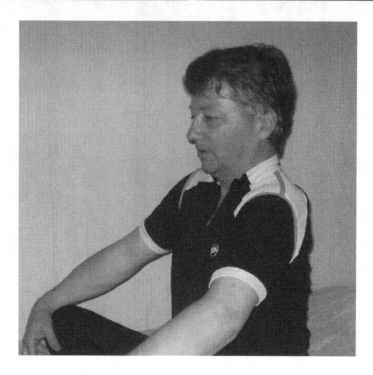

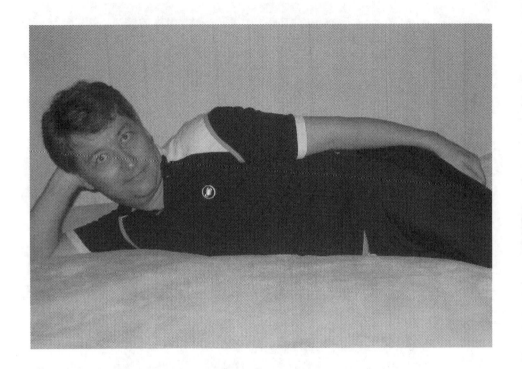

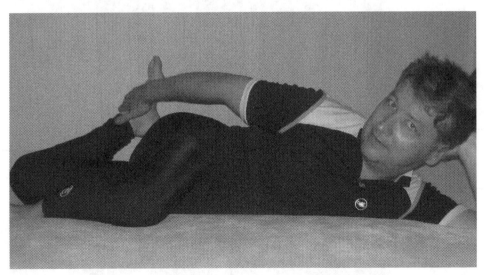

plus possible vers l'avant, les bras allongés. Après quelques minutes de rots assis, je recommence ce cycle. En général, cependant, je passe moins de temps à roter sur le côté droit. Il peut donc arriver que j'alterne entre les positions assise et étendue sur le côté gauche à quelques reprises.

Je peux répéter ce cycle de quatre à huit fois selon la quantité de gaz que je sens coincés ou jusqu'à ce que je me sente suffisamment décontracté pour être sûr que je vais m'endormir. En effet, avec l'expérience, et bien des essais et erreurs, je sais quand je pourrai me rendormir profondément. Si je n'ai pas dégagé suffisamment de gaz, je n'arriverai tout simplement pas à m'endormir. C'est généralement quand les gaz du fond de l'estomac seront libérés, surtout ceux du côté gauche, que j'arriverai à m'endormir.

Parfois, j'entrecoupe le cycle en me couchant quelques instants sur le ventre. Cela me permet de dégager plus facilement des gaz du gros intestin. Cela peut prendre quelques instants avant que je sente le besoin d'en évacuer.

Je peux également roter étendu sur le dos, mais il m'a fallu plusieurs années avant d'y parvenir. Je rote ainsi généralement après m'être presque totalement libéré l'estomac. J'effectue quelques rots et, le plus souvent, m'endors profondément.

Le rot dans chacune de ces positions permet de dégager l'air logé dans un endroit spécifique de l'estomac. Étendu sur le côté droit, je libère les gaz coincés à droite de l'estomac : étendu sur le côté gauche, je libère ceux à la gauche de l'estomac. La position assise libère l'avant de l'estomac et les gaz en profondeur. Couché sur le dos, je libère les gaz près du dos en haut de l'estomac. Cela permet d'éliminer certains maux de dos, ceux qui se retrouvent parfois près du diaphragme. Avec l'expérience, il est possible de ressentir dans quelle partie de l'estomac les gaz sont coincés. Par exemple, si je sens qu'il reste des gaz en profondeur du côté gauche de l'estomac, je ferai plus d'exercices étendu de ce côté.

En général, plus j'aurai dormi avant de faire mes exercices, plus je les réaliserai avec aisance et moins je devrai leur consacrer de temps avant que je puisse me rendormir. Lors de crises, cependant, je peux me réveiller après à peine une heure de sommeil. Il me faudra beaucoup plus de temps pour évacuer l'air de mon système digestif et surtout pour le décontracter. Le temps et la qualité de sommeil avant de me réveiller m'indiquent la quantité d'air coincé. Si je me réveille après une heure de sommeil, cela m'exigera au moins deux heures d'exercices d'évacuation. Me réveiller après quatre heures de sommeil exigera à peine une trentaine de minutes d'exercices avant que le sommeil profond me revienne. Cependant, plus j'aurai libéré de gaz au cours d'une journée, moins j'aurai besoin de le faire pendant la nuit, donc plus je dormirai avant de me réveiller.

Il est très rare que je ne me réveille pas durant la nuit. C'est souvent une envie d'uriner qui me réveille. Je vais immédiatement me soulager. Il ne sert à rien de tenter de me rendormir avec une telle envie, mon sommeil sera agité. Généralement, roter une vingtaine de minutes suffisent pour que je me rendorme. Parfois, je peux me réveiller en sursaut ou, pire, avec de l'acouphène. Dans ce cas, il me faudra plus de deux heures d'exercices pour en venir à bout. En plus des rots, des étirements et des exercices respiratoires, j'appliquerai ma technique de libération de la tension nerveuse (voir ci-après). Comme quoi se soigner de la dyspepsie est possible mais exigeant. Roter constitue un travail en profondeur aux bénéfices inestimables dont je ne peux plus me passer.

• Il faut une place et du temps à soi

Idéalement, roter se fait seul, que ce soit en voiture, en marchant, en écoutant la télé ou en se berçant. J'y arrive également en transport en commun. En effet, les autobus de la ville de Québec sont suffisamment bruyants, je peux donc roter discrètement sans que personne s'en aperçoive. Merci Québec d'acheter des Novabus bruyants, de « fabrication locale »! Le plus souvent, cependant, c'est au milieu de la nuit que je rote.

Évidemment, roter pendant deux heures au milieu de la nuit exige une chambre à soi. Pour les gens qui vivent en couple, il peut apparaître difficile d'envisager cette éventualité. Il faudra sans doute s'affirmer, exprimer que l'on ne se sent pas bien, que cela n'est pas de la faute de l'autre et qu'il ne s'agit pas d'une tentative pour exprimer une envie de séparation. Avec sa propre chambre, il devient plus facile de se décontracter suffisamment pour bien sentir son état et bien sûr faire des exercices.

• Se sensibiliser aux signes d'amélioration

Un premier signe d'amélioration de l'exercice d'évacuation est une baisse de la douleur (s'il y a lieu) dans l'œsophage, bien qu'elle puisse reprendre avec la remontée de gaz. Un second signe est l'apparition de borborygmes qui partent de plus en plus profondément. Un autre indice est la disparition de points dans le dos qui peuvent avoir été produits par la présence de gaz. De fréquents besoins d'uriner en quelques minutes peuvent indiquer une amélioration; l'organisme cesse d'accumuler et se libère. Une suite de pets qui se présentent en quelques minutes signifie que le gros intestin n'est plus coincé par les gaz de l'estomac. La disparition un à un de symptômes énumérés précédemment est un signe d'amélioration. Comme je dis souvent : Gaz libéré ne fait plus mal!

Il est important de prendre conscience du degré d'amélioration que procure le fait de roter pendant une période assez longue et intensive, car il s'agit là de la récompense immédiate des efforts consentis. Cela encourage la persévérance.

Le tableau suivant énumère des pratiques favorisant la libération des gaz. Certaines peuvent se combiner. Cependant, il faut d'abord savoir roter et se décontracter le ventre le plus possible. En effet, il est presque impossible de roter et de dégager les gaz en profondeur si l'on ne sait se décontracter le ventre (voir la libération de la tension nerveuse et les techniques de relaxation ci-après). Se décontracter le ventre rendra la circulation des gaz plus fluide et, surtout, moins douloureuse.

Tableau I
Pratique favorisant la libération des gaz dans l'estomac et le gros intestin

Pratique	Description	Remarque
1. Respirer de façon haletante	Prendre de courtes respirations (comme lors de l'accouchement) le ventre bien gonflé.	À pratiquer pour débloquer les gaz en profondeur, donc après avoir libéré les gaz du haut de l'estomac.
2. Tapoter le ventre	Brasser le ventre suffisamment avec la main (faire des vagues). Parfois, tapoter directement sur les endroits coincés.	Pour débloquer les derniers endroits coincés, difficiles à dégager.

3. Masser le ventre	Masser le ventre dans le sens des aiguilles d'une montre.	Il faut masser profondément, c'est-à-dire appliquer une bonne pression.
4. Forcer	Forcer (comme lors de la défécation) en poussant vers le bas de trois à cinq secondes.	Forcer augmente la pression dans le bas du ventre. Évitez de trop forcer.
5. Pratiquer la technique Nadeau (surtout connue au Québec)	Faire plusieurs mouvements favorisant la circulation des gaz. On peut ajouter un balancement du bassin vers l'avant, l'arrière et les côtés.	Dix minutes de rots par jour en pratiquant la technique Nadeau permet de dégager le haut de l'estomac. Cette technique supplée à l'inactivité.
6. Se bercer (fortement recommandé)	Utiliser une chaise berçante tout en décontractant le ventre. On peut également se balancer assis sur une chaise droite.	Cette activité simple et confortable stimule la digestion et la circulation des gaz.
7. Profiter des moments de solitude	Conduire, attendre l'autobus, marcher, *jogger* fournissent de bonnes occasions de roter.	Par exemple, conduire et roter pendant une vingtaine de minutes m'évite les brûlures d'estomac et prolonge mon sommeil. Il s'agit également d'une bonne préparation à une rencontre stressante.
8. Rire ou pratiquer la rigolothérapie	Rire provoque des contractions saccadées dans tout le corps. On peut voir des gens roter par inadvertance lorsqu'ils rient.	Chatouiller (pas trop) un enfant qui a de la difficulté à s'endormir. La rigolothérapie est une saine discipline de vie.
9. Bien s'hydrater	Boire sert à réduire la densité du méat gastrique permettant à l'air dans l'estomac de mieux circuler.	Éviter le lait si l'on réagit au lactose (utiliser les formules qui n'en contiennent pas comme le Lacteeze ou le Lactaid).
10. Appliquer de la chaleur	Appliquer une bouillotte ou prendre un bain bien chaud.	Pour décontracter tout le système digestif. La libération des gaz devient plus facile.

11. Danser	Un peu comme la technique Nadeau, danser permet des mouvements utiles à la circulation des gaz.	Permet de retrouver la joie du corps. Permet de socialiser.
12. Marcher	Marcher suffisamment longtemps pour sentir les remontées de gaz.	Il faut décontracter le ventre et laisser les viscères bouger en marchant. On pourra voir à quel point la retenue est ancrée.
13. Pratiquer des sports violents	Courir, jouer au soccer, au basket-ball, au badminton, lutter, faire du judo, du karaté, de la boxe, etc., brassent beaucoup.	Ceux qui les pratiquent indiquent souvent en avoir besoin « pour se sentir mieux ». Éviter d'en abuser.
14. Se retenir le moins possible	Aller à la toilette, roter et péter dès que le besoin se fait sentir. Même devancer le besoin avant une sortie ou saisir l'occasion de se soulager lorsque l'on croise une toilette dans les lieux publics.	Éviter de créer un stress qui dure afin d'éviter l'accumulation de gaz, la contraction des sphincters et l'excès de tension nerveuse.

ÉVACUER LES GAZ DU GROS INTESTIN

Une femme esclave du préjugé n'a jamais connu les avantages du pet. Depuis douze ans, victime malheureuse de sa maladie, et de la médecine, elle avait épuisé tous les remèdes. Éclairée enfin sur l'utilité du pet, elle pète librement et souvent. Dès lors, plus de douleurs, elle jouit d'une parfaite santé.

Éloge du pet

Dégager les gaz du fond de l'estomac permet de réduire la pression appliquée sur le gros intestin près du rectum. La circulation et l'évacuation des gaz intestinaux se feront avec aisance. Pour aider l'évacuation des gaz du gros intestin, on peut augmenter la pression dans l'abdomen en forçant quelques secondes, comme pour déféquer. S'il y a présence de gaz dans le rectum, le besoin de lâcher un gaz suivra alors assez rapidement.

Un peu comme pour l'estomac, mais en sens inverse, le changement de pression dans le bas du gros intestin permet aux gaz présents dans le haut du gros intestin de se diriger vers le rectum pour rétablir l'équilibre. Une fois l'estomac vidé d'air et bien décontracté, il me suffit d'aussi peu que de cinq à dix minutes pour évacuer l'air du gros intestin. Évidemment, quand j'évacue les gaz de l'estomac, ce qui peut prendre jusqu'à trois heures, il peut arriver que le besoin de péter se présente. Comme les gaz dans le gros intestin sont généralement plus douloureux, je ne rate jamais une occasion de m'en débarrasser. Je recommence ensuite à roter.

Lorsque je commence à roter, je ne ressens généralement pas les gaz accumulés dans le gros intestin. C'est souvent après une vingtaine de minutes de rots que je commence à les ressentir. C'est comme si moins de ballonnement dans l'estomac gonflait doucement le gros intestin et finissait par en accroître la sensibilité. J'ai remarqué que les gaz accumulés en haut et à gauche de l'estomac coinçaient le gros intestin à l'endroit où celui-ci fait un coude. C'est roter, couché sur le côté gauche, qui réduit le plus facilement la pression de cette section de l'estomac. Comme il s'agit de gaz dans le haut de l'estomac, ceux-ci font souvent partie des premiers gaz libérés. Je ressens alors des crampes ou des borborygmes dans cette section du gros intestin. Cependant, les gaz vont souvent y rester coincés tant que ceux du rectum et du bas-côlon n'auront pas été libérés. Je pourrai les évacuer lorsque les gaz du fond de l'estomac seront évacués. Cela fait, cependant, les gaz situés plus haut dans le gros intestin s'évacueront très rapidement.

Pour dégager les gaz dans le gros intestin, il faut d'abord vérifier s'il y a un gaz coincé dans le rectum. On peut le vérifier en forçant quelques instants comme pour déféquer. Une fois libérée, le cas échéant, la voie devient libre pour la circulation des gaz accumulés plus haut dans le gros intestin. Il suffit d'inspirer profondément et de décontracter la partie gauche en bas du ventre pour sentir le mouvement des gaz qui y sont coincés se mettrent en mouvement vers la sortie.

Forcer, comme pour déféquer, facilite également la circulation des gaz du gros intestin. Après avoir forcé, on peut cependant ressentir des malaises : les symptômes associés à la présence de gaz se trouvent ainsi exacerbés.

Cela me permet cependant d'évaluer plusieurs caractéristiques de mon état général. Par exemple, si je souffre de migraine, forcer quelques secondes augmente la douleur. Je juge ainsi du degré de somatisation, de l'amélioration obtenue par les derniers soins prodigués ou ce que je peux supporter de plus. J'estime de la même façon la quantité d'exercices qu'il me reste à faire pour obtenir un niveau de bien-être désiré. Forcer peut devenir aussi le contrepoids de l'excès de retenue. Il ne faut cependant pas trop forcer afin d'éviter des hémorroïdes, des crampes ou même des remontées de gaz dans le gros intestin, ce que l'on désirera éviter.

Lorsque l'air commence enfin à circuler dans le gros intestin, on peut ressentir des crampes. La tendance naturelle est d'essayer de retenir la douleur, de ne pas la laisser nous envahir. Il m'a fallu longtemps avant de comprendre qu'il fallait plutôt la laisser aller. C'est ainsi qu'avoir forcé auparavant pour tester mon seuil de douleur peut être utile. Le seuil de douleur que je peux supporter détermine la rapidité de la libération. Plus je laisse aller la douleur d'une crampe sans me contracter, plus l'air qui la cause se dirige aisément vers le rectum, et moins la douleur dure.

Si je me contracte, l'air a tendance à remonter le gros intestin. L'air ne sera pas évacué et il faudra peut-être attendre longtemps avant qu'il revienne. Pour éviter de retenir la douleur, je me concentre sur la zone douloureuse, je la décontracte et je visualise le passage de l'air vers le rectum. Je suis toujours étonné de l'efficacité de cette approche.

J'effectue parfois une pression pendant une trentaine de secondes sur une crampe ou, idéalement, quelques centimètres plus haut que celle-ci, près des côtes. Je place le pouce de la main gauche sur mon dos et je pose les quatre doigts sur la crampe. Cela est bien sûr douloureux au début, mais les gaz glissent rapidement vers la sortie. Décontracter la zone anale peut également permettre d'éviter que l'air remonte. Avec la pratique, il devient de moins en moins nécessaire de recourir aux pressions. Depuis que j'ai trouvé le moyen de faire descendre l'air d'une crampe, j'ai l'impression que le fonctionnement de mon gros intestin est plus fluide, et il me fait vivre moins d'inquiétude.

Les gaz intestinaux, comme l'anxiété, peuvent être temporairement soulagés par le fait de se coucher sur le ventre. La pression occasionnée par le poids du corps aide à la circulation. Pour l'anxiété, cette position peut apporter un soulagement temporaire et rassurer. Cependant, elle peut engendrer des problèmes de posture, notamment au cou. Pour cette raison, je ne me couche sur le ventre que quelques minutes, le temps de me rassurer au besoin ou d'évacuer quelques gaz intestinaux.

Bien que je fasse généralement mes exercices la nuit, un des meilleurs moyens d'évacuer les flatulences est l'exercice physique : surtout se pencher et se relever souvent. Par exemple, déménager des boîtes, corder du bois, ramasser des feuilles, jardiner… sont assurément des exercices très « libérateur ». Selon mon médecin de famille, un moyen simple de favoriser la libération du gros intestin est de soulever les genoux pendant quelques minutes, notamment le gauche, lorsque l'on est assis ou couché.

Alterner de profondes respirations et une respiration haletante donne aussi de bons résultats. Comme mentionné dans la section sur l'estomac, on peut également pratiquer la respiration profonde. Souvent, quelques mouvements respiratoires en profondeur suffisent. Il faut à peine quelques instants avant de ressentir la circulation de gaz intestinaux et le besoin de les évacuer. Je suis toujours impressionné par l'efficacité de cette technique. Vous verrez plus loin un chapitre sur la respiration profonde. Plusieurs experts suggèrent de la pratiquer plusieurs fois par jour. Cela vaut toujours la peine d'y recourir, car les gaz libérés le jour ne gêneront pas le sommeil la nuit venue.

Il faut toujours éviter de retenir un gaz. Ce petit conseil vaut à lui seul le coût d'achat du livre. En société, il faut simplement se déplacer où il sera possible de se soulager sans commettre d'impair. Il est malheureusement si facile de se retenir, d'éviter le petit coin, de « bien se comporter ». Mais, comme le rappelle Mercier de Compiègne dans son *Éloge du pet,* « s'il prend à quelque personne la coupable fantaisie de le comprimer, de l'étouffer et de l'arrêter dans sa marche, lorsqu'il veut sortir, il est si jaloux de jouir de tous ses droits, si ardent à défendre sa liberté, qu'il donne de la torture au téméraire et pousserait son courroux jusqu'à lui donner la mort. »

Une étude américaine a montré qu'une retenue peut provoquer une constipation qui peut durer jusqu'à une semaine. Et Mercier de Compiègne d'ajouter : « Le pet est père de la gaîté et de l'égalité. Il rapproche les distances que l'orgueil a mises entre le maître et le valet. Il rend le premier affable et donne de l'esprit au second [...] d'où je conclus que le pet est le père de la joie, de la santé, de l'esprit et de la liberté. Il ne me reste donc plus qu'à désirer que l'on établisse au plus tôt une société de péteurs [...] J'ai fini. Adieu. »

Plus jeune, je ne me doutais pas de tout le mal que je me faisais en me retenant. Et je me retenais très souvent. Il m'a fallu beaucoup d'efforts et d'attention afin de me débarrasser de cette mauvaise habitude. La consigne est simple : ne jamais se retenir!

Un pet de fève est plus doux qu'un pet de stress!

DÉGAGER LE SYSTÈME DIGESTIF

Après plusieurs mois de pratique, on peut distinguer facilement la région du système digestif incommodée par des gaz. Ceci permet d'ajuster le traitement, de savoir dans quel état nous sommes, d'estimer qu'est-ce que nous avons bien pu accumuler au fil des heures ou des jours, ce que nous avons avalé tant sur le plan alimentaire que social, jusqu'à quel point nous avons laissé le corps tout assumer. Il est également possible de déterminer le degré d'amélioration qu'il est possible d'atteindre par l'évacuation des gaz pour chaque partie du système digestif. Cette section décrit les bienfaits d'évacuer l'air pour chacune de ces parties.

• L'œsophage

Une voix éteinte, rauque, l'impression d'étouffer, de la douleur près du cœur sans jamais avoir souffert de troubles cardiaque ou circulatoire, des pharyngites, des laryngites, même de l'asthme, peuvent résulter de la présence d'air logé au niveau de l'œsophage. Y dégager les gaz ne prend que quelques minutes. Le plus souvent, ils ne sont que la pointe de l'iceberg, même s'ils sont particulièrement douloureux (brûlures) ou dangereux (laryngite, asthme, etc.). Ils cachent souvent, comme dans mon cas, une présence importante de gaz dans tout le système digestif. Il est donc possible, en plus des symptômes déjà décrits, que vous souffriez d'indigestion, de douleurs diffuses au dos ou dans les intestins, d'évanouissement vagal, de migraine, d'insomnie, comme cela m'est souvent arrivé. S'il est possible de libérer les symptômes épigastriques rapidement, ils auront tendance à revenir à mesure que les gaz dans l'estomac remontent dans l'œsophage pour rétablir la pression interne du système digestif (mécanique des fluides). Il faudra donc poursuivre l'évacuation des gaz.

Cela fait, tous les symptômes que je viens de décrire concernant la présence de gaz dans l'œsophage disparaissent comme par magie, sauf s'il y a inflammation. Celle-ci disparaîtra ou sera plus facile à traiter si l'on évacue régulièrement les gaz de l'œsophage. Avec le temps, ma voix demeure claire et je ne souffre plus de laryngite comme cela m'arrivait au moins une fois l'an. Je devais invariablement utiliser des antibiotiques. Mais, depuis que je rote systématiquement, je ne souffre jamais d'infection ou de troubles inflammatoires au niveau de l'œsophage. J'évite donc ainsi la prise d'antibiotique. De plus, une fois l'œsophage dégagé et la douleur thoracique éliminée, la respiration devient plus aisée.

• Le haut de l'estomac

Brûlures, crampes, pertes d'appétit, maux de dos derrière le diaphragme sont souvent causés par des gaz dans le haut de l'estomac. Il faut généralement roter pendant une demi-heure pour les évacuer. Cependant, ici encore, le soulagement est temporaire et les maux peuvent reprendre avec des remontées de gaz logés en profondeur. À ce niveau, les gaz peuvent également bloquer le haut du gros intestin. Avant de dégager cette zone, on peut ressentir comme une barre transversale dans le haut du ventre. Il est très important de dégager cet endroit, notamment la partie gauche du haut de l'estomac, afin de rétablir la circulation dans le gros intestin.

Une fois dégagés l'œsophage et le haut de l'estomac, on est suffisamment à l'aise pour effectuer un travail normal. On peut donc, en trois quarts d'heure (moins lorsque bien à l'aise avec la technique), passer d'un état extrêmement inconfortable, comme souffrir de brûlures d'estomac, à un état suffisamment à l'aise pour être fonctionnel. Mais pour bien profiter de tous les avantages des exercices de libération, il faut persister.

• Le milieu de l'estomac

Le milieu de l'estomac plein d'air donne une sensation de vide, d'avoir une faim que même un repas ne soulage pas, des ballonnements, une digestion lente et souvent des hoquets. Des maux de dos intermittents peuvent également survenir. On peut aussi souffrir d'un ralentissement des fonctions rénales, de rétention d'eau, de maux de tête. Il m'est arrivé souvent d'uriner tard en journée et plusieurs fois de suite. Il m'arrivait aussi de souffrir chaque semaine de migraines qui pouvaient durer plusieurs jours. Celles-ci disparaissaient lorsque le milieu de l'estomac était dégagé. Aujourd'hui, il m'arrive rarement de souffrir de migraine; et heureusement je sais alors quoi faire. Un autre effet de gaz à ce niveau est le sommeil léger. On accumulera alors de la fatigue.

À l'exception des maux indirects comme les maux de dos et la migraine, des gaz à ce niveau sont moins douloureux que ceux logés plus haut dans l'estomac. Le mal est ici plus diffus; je dirais inconscient.

Bien dégager ce niveau de l'estomac prend une bonne heure et les ballonnements y sont plus difficiles à dégager. Tout l'arsenal de la technique devient ici utile (s'hydrater, se brasser le ventre dans toutes les positions, forcer, appliquer de la chaleur, se bercer, etc.). À ce niveau, les remontées de gaz peuvent être subites, violentes et douloureuses, comme le hoquet.

Une fois libéré des gaz, mon corps et ses fonctions sont plus souples, je me sens plus à l'aise et je suis capable de respirer profondément. Les douleurs au dos et les migraines disparaissent, les fonctions rénales se rétablissent et les flatulences circulent mieux. Je retrouve aussi le sommeil.

Sur le plan mental, j'aurai une plus grande disponibilité et ma personnalité sera plus intégrée. Je me sens capable d'agir et de réfléchir de façon multidimensionnelle, tout le contraire que d'être paralysé par mes « luttes intestines ». Je ne fais plus de gaffes. Mais, il est encore possible de faire mieux.

• Le bas de l'estomac

Enfin, le bas de l'estomac! Plein d'air, il donne l'impression d'un arrêt de la digestion. Les gaz y forment un nœud avec le bas du gros intestin, stoppant la circulation des gaz intestinaux. J'ai l'impression que c'est ici que commence le cercle vicieux des troubles digestifs. Des gaz dans le fond de l'estomac coincent le gros intestin, les gaz s'acculent dans tout le système digestif, ce qui augmente la pression sur le gros intestin, etc. La libération complète « commence » avec la libération du bas de l'estomac. Je ressens des gaz dans deux sections différentes à ce niveau : derrière le nombril et en bas à gauche, le long de la partie basse du gros intestin. Il me faut environ une quinzaine de minutes additionnelles pour libérer cette section de l'estomac.

Ici encore, le mal est moins spectaculaire, mais très insidieux. Les conséquences des gaz dans le fond de l'estomac sont nombreuses et parfois surprenantes. Mauvaise circulation sanguine dans les jambes, nerf sciatique coincé, migraines, indigestion, perte de conscience. Maux auxquels j'ajouterais un certain état de déprime : perte du goût et même peur de bouger, avoir l'impression que le système digestif est complètement stagnant.

Ici, les meilleurs résultats viennent en forçant, en simulant la défécation, en brassant vigoureusement la bas du ventre et en prenant de profondes inspirations en décontractant le bas du ventre le plus possible. Mais je n'arrive pas à dégager cette section si les parties plus hautes de l'estomac ne sont pas déjà libérées. Si c'est le cas, il m'est alors possible d'y aller allègrement, l'estomac étant alors très souple. Il est capable de subir un brassage important sans douleur, ce qui ne serait pas possible lorsque l'estomac est plein d'air. La remontée de gaz, bien que parfois spectaculaire, sera peu douloureuse.

Cette partie libérée me permet de récupérer un sommeil d'une qualité exceptionnelle. Il faut cependant attendre que les gaz du gros intestin soient également évacués, ce qui se fait alors naturellement et rapidement. Par contre, à la suite d'un choc, en cas d'angoisse persistante, d'acouphène ou de fortes tensions musculaires, la perte de sommeil persistera. Pour éliminer ces symptômes, il faudra ajouter la relaxation (voir ci-après).

En général, cependant, je n'ai plus de douleur, je ressens une paix et même une joie profonde! Je deviens reconnaissant de vivre, puisque je me sens alors si bien! C'est ce que j'appelle mon « état normal », là où je peux vivre ma vraie personnalité, celle que je n'ai presque jamais connue avant l'âge de 35 ans.

Même pendant mes crises de sciatique, que j'ai connues dans les années 1990 à la suite d'une double hernie discale, la douleur et même l'inflammation diminuaient après l'évacuation de l'air de mon système digestif.

Je retrouve aussi un appétit normal. J'ai même l'impression que je peux manger n'importe quoi. En général, ma qualité de vie et de sommeil se prolongera aussi pendant plusieurs jours. Si j'ai accumulé de la fatigue lorsqu'il m'aura fallu plus de deux heures pour dégager les gaz pendant la nuit, je récupérerai facilement les nuits suivantes. Après trois ou quatre jours, cependant, mon système digestif redevient plein d'air, même si je me suis bien alimenté. Je dois donc recommencer mes exercices.

• Le bas-côlon

Mauvaise digestion (nœud autour du bas de l'estomac), reins lents, pollution nocturne, nerf sciatique, colite, diarrhée, froid aux pieds, étourdissements, migraines, acouphène peuvent se produire à cause des gaz accumulés dans le rectum ou dans le bas du côlon. Parmi les symptômes les plus évidents, il y a la pollution nocturne et une crampe dans les jambes, surtout au mollet. Il suffira de forcer un peu pour ressentir le besoin de péter. La pollution et les crampes disparaissent. On peut aussi ressentir un besoin d'uriner souvent, mais avec l'impression de ne jamais se soulager totalement.

Même après avoir évacué une grande quantité d'air de l'estomac, il peut arriver que le gros intestin soit toujours coincé. Je recommence alors à roter pour évacuer les gaz du fond de l'estomac, que j'ai pu trompeusement avoir l'impression d'avoir totalement libérés auparavant. Le cas échéant, les gaz du gros intestin se remettront à circuler facilement.

Il est particulier de voir que les crampes ou les malaises ressentis, depuis des semaines parfois, se retrouvent soulagés ou même complètement disparus en quelques minutes. Un soulagement qui peut durer d'une journée à une semaine.

Une fois les flatulences évacuées, tous ces symptômes disparaissent. De plus, mes selles deviennent d'une consistance ni trop dure ni trop molle; et je suis d'une grande régularité. Lorsque je pratique régulièrement mes exercices, je ne souffre jamais de diarrhée ni de constipation. Je n'ai plus jamais de nausée, d'acouphène, de migraine et d'indigestion. Évidemment, je ne souffre plus de choc vagal. Je me sens de plus tout à fait à l'aise dans mes relations sociales : il n'y a plus de complot, ni de luttes intestines.

• Le haut du côlon

Une respiration courte, des crampes dans le dos, une mauvaise circulation sanguine, une impression d'être bloqué provient souvent de gaz dans le gros intestin. Les techniques citées ci-dessus concernant le bas-côlon fonctionnent très bien pour le haut-côlon. Une fois mon bas-côlon libéré, je suis toujours surpris de voir à quel point les gaz du haut-côlon circulent facilement et sans douleur. Il en va de même pour ceux pouvant se loger dans le gros intestin situé du côté droit de l'abdomen. Généralement, j'ai l'impression qu'il y a moins de gaz qui s'y accumulent, comparativement à ceux du gros intestin du côté gauche. Une fois les gaz du bas-côlon dégagés, je me couche quelques instants sur le ventre. Ceci semble faciliter la circulation des gaz du haut du côlon.

L'accumulation de gaz peut provenir d'émotions fortes refoulées, notamment la peine, la peur (sursaut) et la colère. Comme je l'ai indiqué, lorsque des personnes se montrent agressives ou fortement émotives ou désagréables, je ressens une importante contraction de mon gros intestin. Sur le plan psychologique, j'ai donc l'impression que de se dégager des gaz du haut du gros intestin, c'est rétablir ma capacité à renouer avec les relations sociales. J'ai l'impression de ne plus avoir peur, de n'être plus coincé.

À la fin du dégagement, lorsqu'il ne reste que quelques gaz, c'est pour moi le meilleur moment de me laisser vivre des émotions refoulées et de me demander qu'est-ce qui a pu les provoquer ou susciter une accumulation plus importante ou plus de tension qu'à l'habitude. C'est aussi le moment où je tente de prendre conscience de ce qui ne va pas, de prendre une bonne résolution, de prier. En effet, j'ai fini par comprendre que, tant qu'il y a des gaz coincés dans mon système digestif, je n'ai pas toute ma disponibilité, je ne suis pas suffisamment calme pour établir un dialogue intérieur performant. Autrement, cela ne me sert presque à rien, j'aurai tendance à tourner en rond ou ma réflexion ne sera pas suffisamment intégrée.

Lorsque je trouve un mot ou un événement que j'ai pu refouler, généralement dans la journée même ou au cours des derniers jours, je ressens un grand frisson de plaisir. C'est comme si mon enfant intérieur se mettait à danser de joie parce que j'ai réussi à assumer la réalité, parce que j'ai enfin cessé de « refouler ». Il n'aura pas à tout assumer, à tricher et à me faire somatiser. Je suis toujours reconnaissant lorsque cela m'arrive. Je me sens alors très libre. Je n'aurai plus à me surveiller pour ne pas gaffer. Je ne serai plus un danger ni pour moi, ni pour les autres, et je n'aurai plus de malaises pour quelques jours.

Une fois que j'ai expérimenté une libération complète, j'ai été en effet très impressionné par l'écart entre ma personnalité lorsque je suis plein de gaz et celle quand j'en suis complètement dégagé. Lorsque la vie devient corsée, délicate, me rappeler comment je me sens ou quelle serait la décision que je prendrais si je n'étais pas « gazé » m'aide à mieux me comporter dans la vie. Il m'est plus facile de lâcher prise. Mais cela n'est cependant ni facile, ni automatique. En effet, lorsque je ressens un symptôme qui m'indique que je suis plein d'air, j'ai pris l'habitude d'être très prudent, tant dans mes relations sociales que dans mes activités physiques, quitte à m'isoler. Gazé, je me mettais facilement, pour ne pas dire systématiquement, les pieds dans les plats; et je pouvais me blesser. Je prends alors, pour ainsi dire, souvent rendez-vous avec moi-même, c'est-à-dire que je planifie une bonne séance d'évacuation dans les heures qui viennent où lors de la prochaine nuit.

Paradoxalement, j'ai découvert un usage aux gaz accumulés dans le gros intestin. Ils ont la propriété de me faire rêver. D'ailleurs, souffrir de cauchemars régulièrement est pour moi un des symptômes d'une grande accumulation de gaz. Parfois, je laisse mes gaz dans le gros intestin afin de m'aider à résoudre une situation qui m'apparaît bloquée, lorsque les efforts ou les caractéristiques du moi seul n'y arrivent pas. Je peux même me faire un repas composé de fèves ou de lentilles (nourriture de certains sorciers d'Afrique). Je conserve ou provoque ces gaz parce je sais qu'ils me feront rêver. Lorsque je me réveille, je fais le bilan. Une fois une solution plus « imaginative » trouvée, je dégage les gaz qui restent et… je laisse la nuit porter conseil.

Il devient alors possible de me concentrer sur la libération de la tension nerveuse. Je pratique souvent la libération des gaz et de la tension nerveuse en alternance. Détendre le système nerveux facilite la circulation des gaz et réduit les douleurs reliées à leur présence. Parallèlement, il est difficile d'alléger la tension nerveuse s'il y a forte présence de gaz.

> Qui pète et rote, bien se porte!
> Proverbe provençal

LA LIBÉRATION DE LA TENSION NERVEUSE

Je vois la tension nerveuse comme une crise organique, un monde à part, une autre dimension. La tension nerveuse a ses règles et ses cycles. Selon moi, lorsque l'on souffre de TDF, il y a toujours de la tension et de la douleur diffuse qui s'expriment différemment chez chacun. Elles se promènent dans le corps et s'attaquent systématiquement à la partie faible ou à celle que nous contrôlons moins.

Selon moi, nous possédons un « rhéostat naturel » qui nous aide à retenir ou à réduire la perception de tension et de douleur. On peut apprendre à utiliser ce rhéostat pour, au contraire, les laisser aller, les augmenter, afin d'en laisser s'exprimer le maximum.

Le principe de base que j'applique pour libérer la tension nerveuse et la douleur est fort simple. Il s'agit de laisser aller les impulsions nerveuses excessives vers leur point de fatigue. Le concept de fatigue que j'utilise ici se distingue de la fatigue générale ou de celle reliée à un manque de sommeil. Je la compare à la fatigue musculaire. Plus on contracte un muscle avec force, plus il se fatiguera rapidement. Le message de tension nerveuse, heureusement, possède la même propriété. Plus je laisserai la tension s'exprimer, plus elle finira par s'estomper. C'est comme si la tension révèle un profond malaise. Plus je le laisse s'exprimer, plus vite la tension qu'il provoque permettra de le soulager.

J'ai été initié aux techniques de relaxation par une formation en méditation transcendantale. Je trouvais cette technique malheureusement peu efficace. J'ai donc tenté de l'adapter, d'abord en la pratiquant couché sur le dos plutôt qu'assis, car il m'arrivait souvent le besoin de sommeiller. Lors de la formation, on nous a signalé que si nous ressentions ce besoin, il fallait se coucher et s'y laisser aller. Même si cela n'est pas aussi efficace que la méditation, c'est ce dont nous avons alors le plus besoin.

Comme pour la méditation, il faut un endroit calme où il est possible de se relâcher complètement. Il m'est souvent arrivé de sursauter au moindre bruit lorsque je méditais, ce qui justifiait encore plus un endroit calme. Les gaz, les rêves (la réminiscence d'anciens chocs enfouis dans la mémoire du corps) m'ont souvent fait sursauter également; et ont même souvent provoqué des crises d'angoisse. Pour mieux me calmer, me rassurer, je pratique avec une musique connue (pour éviter les surprises) avec des écouteurs. Je me relâche beaucoup plus facilement ainsi.

Dans un premier temps, je réduis mon rythme respiratoire le plus possible, sans que cela devienne insupportable. Je diminue également l'apport d'air lors de chaque inspiration. Si le rythme cardiaque s'accélère ou que je ressens un besoin d'inspirer profondément, cela signifie que l'apport d'air est insuffisant. Je prends alors une profonde inspiration, sans forcer. Je conserve l'air un certain temps avant de l'expirer. Ensuite, je recommence à ralentir le rythme respiratoire et la quantité d'air inspirée.

Une sensation de raideur dans tout le corps ou l'impression qu'il me serait difficile de bouger s'ensuit généralement, comme lors du sommeil paradoxal. C'est alors que les impulsions nerveuses prennent le dessus. Je me concentre alors sur la tension nerveuse afin de la laisser s'exprimer le plus possible plutôt que de la retenir, tout en continuant l'exercice respiratoire. C'est comme si je mettais la main sur le rhéostat qui contrôle les sensations de douleur et de tension; et que j'augmentais la quantité de tension qui passe dans les nerfs.

Ensuite, je laisse augmenter toutes les impulsions nerveuses et tous les symptômes. Si l'organisme essaie de retenir la douleur ou la tension, je me ressaisis. Mais, aussitôt que je me sens capable de poursuivre l'exercice, je répète ce procédé, soit de laisser augmenter toutes les tensions et les symptômes. Je demeure concentré afin de laisser les tensions à un niveau le plus élevé possible, le plus longtemps possible. Cela demande parfois beaucoup de concentration. La tendance naturelle à se retenir et à se ressaisir en présence de tension ou de douleur peut devenir pressante. Avec l'expérience, cependant, je tente de ne pas me ressaisir afin de libérer rapidement le plus de tension possible. Cette façon de faire m'a pris plusieurs années de pratique.

Au début de cette pratique, je me concentrais d'abord sur le symptôme le plus évident (crampe, migraine, douleur aux yeux, tension musculaire douloureuse, etc.). Je laissais la tension monter à cet endroit jusqu'à ce qu'elle devienne à la limite du supportable, mais en évitant de me rendre jusqu'à la crise d'angoisse, à la crampe ou à un niveau de douleur trop élevé. Le cas échéant, comme pour la tension nerveuse, je me ressaisissais et, une fois à l'aise, je poursuivais l'exercice. Je pouvais vivre plusieurs crises de suite. Il venait un temps où il m'était même impossible de provoquer des crises à mesure que l'excès de tension s'éliminait. Même si j'avais un bon contrôle du rhéostat, il venait un temps où je n'arrivais plus à accroître le message de tension et la douleur. L'exercice était alors terminé... pour la partie du corps sur laquelle je m'étais concentré. Je vous suggère de commencer par cet exercice, car il faut beaucoup de pratique avant de se sentir suffisamment rassuré pour laisser tous les symptômes augmenter en même temps. Si, par contre, je me sens très tendu, je reviens à cette pratique.

Celle-ci peut provoquer des crises d'angoisse (j'y reviendrai). Une fois ces dernières éliminées, que je me sens à nouveau capable de poursuivre l'exercice de libération de la tension nerveuse, je reprends là où je l'avais laissé, c'est-à-dire en me concentrant à nouveau sur le symptôme le plus évident et en le laissant s'exprimer, l'augmentant le plus possible. Une fois que le symptôme le plus important est éliminé ou réduit sensiblement, donc me retrouvant dans l'impossibilité d'en augmenter le message de tension ou le symptôme, je passe au suivant, celui qui, ailleurs dans le corps, est le plus facile à cerner. Je suis toujours surpris de constater à quel point un symptôme sur lequel je m'étais concentré et que j'ai fait disparaître en cache d'autres.

Après un certain temps, il devient impossible de maintenir la sensation ou la tension nerveuse qui provoque les symptômes. Le mécanisme qui soutient la tension se fatigue, ce qui amène un relâchement général. Il faut alors recommencer jusqu'à ce qu'il devienne difficile de ressentir toute tension nerveuse. Je finis ainsi par éliminer le surplus de tension nerveuse. Au début, je pratiquais au moins 45 minutes, car ce n'est souvent qu'après une trentaine de minutes que je sentais un maximum de tension passer.

Lorsque je tente d'évacuer la tension nerveuse, il arrive souvent, comme pour toutes les formes de méditation, que des images me trottent dans la tête. Je les laisse passer et je les efface. J'applique, en effet, la technique du tableau noir. Il suffit d'y déposer les idées et de les faire disparaître avec une efface imaginaire. Si elles reviennent, je les efface à nouveau jusqu'à ce que je puisse à nouveau me concentrer sur la partie la plus tendue du corps et en augmenter le plus possible la sensation.

Si je n'y arrive pas, j'essaie de penser à autre chose, pour faire diversion, et je poursuis l'exercice. Lors de crise de gaz importante, il arrive que les images se bousculent à un rythme effréné (ce qui se produit souvent lors d'insomnie, par exemple). Il faut donc s'assurer d'une libération importante de gaz avant de poursuivre celle de la tension nerveuse. Dans mon cas, cela indique aussi qu'il me faudra alors beaucoup de temps, près de deux heures, pour dégager totalement les gaz et la tension nerveuse. Si je pratique moins longtemps, je ne me rendormirai pas ou mon sommeil sera agité.

Je ne recommande pas de commencer les exercices d'évacuation de la tension nerveuse en présence d'une grande quantité de gaz. De toute façon, il est alors à peu près impossible de se décontracter. Je suggère de dégager environ la moitié des gaz présents dans l'estomac avant de se décontracter ou d'entreprendre la technique de relaxation. Ensuite, il sera plus facile de faire circuler les gaz plus profond.

Depuis plusieurs années, j'ai pris l'habitude de meubler mes vacances de siestes l'après-midi pendant lesquelles je pratique presque exclusivement la technique d'évacuation de la tension nerveuse. C'est le cas les fins de semaine et lors des vacances estivales et dans le temps des fêtes. Pendant plusieurs années, j'ai demandé une réduction salariale pour ajouter une semaine de vacances à chacun des trimestres. Comme j'ai tendance à en prendre trop, cela me permettait de recharger mes batteries. Si j'ai un congé de plusieurs semaines d'affilée, je sens moins le besoin ou les bienfaits de la pratique après une dizaine de jours. Il arrive également que je pratique le dimanche matin en faisant la grasse matinée. C'est le moment où je trouve que cette pratique est la plus efficace. Même avec seulement quelques minutes de pratique, c'est là que je ressens le relâchement le plus profond. Je ressens une lourdeur bienfaisante qui dure presque toute la journée.

Beaucoup de manifestations découlant d'excès de tension nerveuse peuvent ainsi être soignées. Tics, palpitations, blocage rénal, maux de tête, tensions aux yeux, acouphène, etc., s'en trouvent réduits ou éliminés. Cependant, pour voir disparaître mes symptômes sur une base quotidienne, il m'a fallu plusieurs mois, voire des années de pratique quotidienne (environ une heure par jour ou par nuit) pour les éliminer totalement. Il faut donc pratiquer suffisamment. Notons que ces symptômes expriment une tentative du corps de se débarrasser d'un état de nervosité ou de stress trop élevé. Corriger la situation peut donc prendre beaucoup de temps.

LA LIBÉRATION DE LA DOULEUR

Selon moi, la douleur et les symptômes sont souvent l'expression de la tension nerveuse. C'est pour cette raison que, dans la technique de relaxation, je me concentre sur le symptôme le plus évident, que j'exagère jusqu'à son point de fatigue. Ainsi, la tension diminue, mais également la douleur. Lors de ma psychanalyse, j'ai réalisé que chaque blocage était associé à une partie de mon corps d'où je ressentais de la tension et de la douleur. La « douleur en suspension », comme je l'appelle, vient à affecter la personnalité, la capacité de prendre les événements ainsi que le monde, la capacité de s'ajuster, de s'affirmer. À la suite de ma formation en philosophie, j'ai pris l'habitude de me demander quelle est la logique de ce système. J'ai réalisé, par exemple, que la tension musculaire, poussée à sa limite, épuise le muscle. Après quelques années de psychanalyse, je comptais plusieurs symptômes de fibromyalgie. Mon corps, à force de tension, s'affaiblissait.

Heureusement, la technique pour évacuer la tension nerveuse, telle que je la pratique, permet d'éliminer la tension logée dans chaque partie du corps. La tension qui s'y logeait a diminué, tout comme la douleur et les points de tension (fibromyalgie). De plus, certaines douleurs, la douleur musculaire ou l'anxiété par exemple, répondent particulièrement bien à la libération de la tension nerveuse. La douleur est souvent variable : elle peut augmenter de façon spectaculaire avec la maladie, des événements émouvants ou même sans raison apparente, mais elle peut également disparaître après une bonne nuit de sommeil ou de façon aussi mystérieuse qu'elle est apparue.

La technique de relaxation permet, avec le temps, d'en diminuer systématiquement l'occurrence. Incapable, par exemple, de faire du sport à trente ans, je suis particulièrement actif à la veille de la cinquantaine. En effet, pratiquer un sport brassait. Je me retrouvais invariablement avec des douleurs à l'estomac et dans le dos, devant ainsi réduire mes activités. Je ne connaissais bien entendu pas les bienfaits des exercices combinés d'évacuation des gaz et de la tension nerveuse.

Une technique de relaxation profonde compense la tension que le système nerveux ne réussit pas à éliminer par le sommeil. J'ai en effet l'impression que la tension nerveuse et la douleur, associées aux symptômes de TDF, ne sont pas adéquatement soulagées par le sommeil. Avec l'exercice d'élimination de la tension nerveuse, j'y arrive beaucoup plus efficacement. Un des symptômes des TDF est l'hypersensibilité viscérale. Je réussis de cette façon à ne plus ressentir de douleur, même en présence de gaz dans mon système digestif. La pratique d'une bonne technique de relaxation m'apparaît essentielle pour retrouver un état que je qualifierais de normal.

Cette technique est très efficace pour les crises d'angoisse et l'anxiété. Lors d'une crise d'angoisse, par exemple, je la traite comme un des symptômes les plus faciles à cerner dans mon corps. J'en augmente la sensation, je me la laisse ressentir le plus fortement et le plus longtemps possible afin d'éliminer toute la tension nerveuse qui la sous-tend. Puisque je maîtrise bien le rhéostat interne, je peux la répéter. Après deux ou trois répétitions, la libération de tension nerveuse est impressionnante. Souvent sous-jacente lorsque je suis plein de gaz, l'anxiété peut donc ainsi être éliminée. L'évacuation des gaz n'en sera que plus facile.

La tension accumulée autour des yeux se retrouve souvent dans les symptômes les plus évidents lors de mes exercices. Il m'a fallu des années avant que je me la laisse ressentir. Celle-ci est particulièrement douloureuse et provoque presque automatiquement une petite crise d'angoisse. J'étais donc beaucoup trop craintif pour m'y laisser aller. La décharge nerveuse que je libère lorsque je me concentre sur les yeux est cependant très importante. Il est préférable de recourir à cette technique vers la fin de l'exercice de libération de la tension nerveuse, soit généralement après trois quarts d'heure d'exercices. Aujourd'hui, puisque mon niveau de tension général est beaucoup plus bas, grâce à mes pratiques régulières, je commence mes relaxations par cet endroit. Le degré de tension que j'y ressens m'indique celle sous-jacente. Cela m'indique ainsi combien de temps je devrai pratiquer pour éliminer suffisamment de tension pour dormir ou pour pratiquer l'évacuation des gaz plus efficacement.

Il est aussi possible de provoquer des pointes de douleur lors de migraines, ce qui, là encore, permet un écoulement très important de tension. Ces crises peuvent être amplifiées à plusieurs reprises jusqu'à ce qu'elles deviennent impossibles à provoquer. Il s'ensuit un état de détente exceptionnel. Cette technique est efficace lors d'insomnie pour rétablir le sommeil de qualité. Cependant, la migraine exige la pratique combinée des techniques d'évacuation des gaz et de la tension nerveuse. Habituellement, il me faut entre une heure et une heure et demie d'exercices d'évacuation combinés pour transformer une migraine en léger mal de tête, ce qui me permettra de fonctionner à nouveau normalement.

Cela ne va cependant pas pour tous les types de migraines, comme celles causées par une forte pression sanguine ou une céphalée.

J'ai souffert, de façon intermittente pendant plusieurs années, de petits tics aux yeux. J'ai réalisé qu'une fois les gaz évacués, mes tics cessaient parfois complètement. Je n'en souffre presque jamais plus, mais le cas échéant, cela signifie que j'ai beaucoup d'air coincé dans le système digestif. Il suffit d'à peine une heure d'exercices combinés pour que je les élimine.

Il en va de même pour l'acouphène. Dieu sait comme celle-ci peut nuire à la qualité de vie. J'ai découvert que je pouvais m'en débarrasser chaque fois que j'avais complètement évacué les gaz et la tension nerveuse. Contrairement aux tics, l'acouphène, dans mon cas, répond très bien à la pratique du rhéostat virtuel. Il m'est facile de l'exagérer, de la maintenir longuement et, finalement, de l'éliminer, de ne plus être capable de la provoquer. Sa disparition est un signe qu'une grande tension a été enfin libérée. Il me faudra cependant au moins deux heures d'exercices combinés pour m'en débarrasser.

Les tensions musculaires, surtout des muscles abdominaux, des avant-bras et du cou, répondent également bien au rhéostat. D'ailleurs, il m'a fallu des années de pratique pour décontracter en permanence mes abdominaux (voir chapitre portant sur Pierre Pallardy ci-après). Une fois cela fait, ce grand voile enlevé, j'ai découvert qu'ils masquaient plusieurs symptômes de TDF. On dirait un solide couvercle qui cache tout ce qui mijote en dessous. J'ai l'impression qu'avoir ces muscles constamment contractés révèle une incapacité d'abandon, un désir de contrôle sur ce corps, dont je ne désire pas ressentir les douleurs.

Je n'ai cependant jamais réussi à pratiquer mon rhéostat avec mes muscles dorsaux, comme les lombaires et ceux de mes jambes. Par contre, ces muscles répondent bien aux étirements. Alors, j'ai ajouté plusieurs étirements à mes routines.

Pourquoi est-ce que ces techniques n'ont-elles pas été développées ou propagées auparavant? La réponse est relativement simple : se débloquer, comme se libérer de la tension nerveuse, est désagréable, surtout au début. Or, naturellement, on ne recherche pas à revivre une mauvaise expérience. Allez convaincre quelqu'un que pour se sentir mieux, il doit, au moins une vingtaine de fois de suite, vivre un déblocage douloureux. Aussi, évacuer la tension nerveuse peut provoquer des crises d'angoisse particulièrement pénibles.

J'insiste ici sur le seuil de douleur à apprivoiser parce qu'elle peut être assez forte et répétitive lors de l'évacuation de la tension nerveuse, notamment lorsque l'on exagère les symptômes. Il faut apprendre à « diriger » la douleur. Par exemple, lors d'une crampe, il est plus douloureux de la sentir et de visualiser le chemin qu'elle doit prendre pour trouver sa sortie que d'essayer de la retenir. Mais l'intensification de la douleur est de courte durée comparativement à la retenue qui peut faire en sorte que la douleur originelle revienne. Donc, la libération ne va pas sans douleur, sans la prise de conscience de cette douleur, sans la décision de l'assumer. Il faut faire place à la douleur. Il faut se tenir en bonne forme physique pour assumer une douleur additionnelle qui, elle, nous fera le plus grand bien.

Il faut passer d'un état où la douleur est crainte et évitée à un autre où elle devient une précieuse alliée, une révélatrice. Sans devenir masochiste : il faut peut-être souffrir pour être bien.

Dans les périodes difficiles, la tendance naturelle à éviter la douleur fait que l'on se néglige. Le danger de retourner au coinçage, de régresser, est grand. Ce n'est que par la persistance des efforts, un retour sur soi régulier, que l'on peut progresser.

Gérer la douleur, la laisser prendre sur soi l'espace que nous pouvons assumer et s'affirmer par rapport à elle nous oblige à développer des techniques pour en gérer les excès. Cela est essentiel pour ne pas démissionner. Au moment d'un pic de douleur, lors d'une relaxation, on peut, comme je le fais parfois, répéter un mantra, prier afin de trouver le courage de poursuivre et de maintenir cette douleur le plus longtemps possible. Nous pouvons imaginer qu'un ange gardien, un thérapeute, une image paternelle ou maternelle bienveillante ou un ami nous prend la main. Lors de crise de douleur aux yeux, par exemple, je récite un Notre Père, le temps que la douleur passe. Cela est généralement suffisant.

Au fur et à mesure que j'avançais dans mon analyse, je découvrais que chaque fois qu'une douleur finissait par s'estomper, une nouvelle prenait la relève. La douleur, la tension, l'hystérie changeaient de place. Chaque partie du corps révélait des secrets profonds, un refoulement qu'il me fallait revivre et assumer différemment. Les événements pénibles du passé ont souvent été refoulés. Il est possible que nous ayons provoqué ce refoulement en partie consciemment. Par exemple, on a pu se dire qu'un événement était trop dur à supporter, que l'on ne pouvait l'assumer, mais qu'il fallait continuer de vivre. En psychanalyse, c'est le rappel de ces petits bouts de conscience qui permet de retracer les causes de nos tensions, de notre dysfonctionnement.

Le travail sur les nouveaux malaises donne souvent l'impression de régresser, de souffrir de maux que l'on n'avait pas auparavant. Pourquoi découvrir un nouveau symptôme lorsqu'il a fallu tant d'efforts pour se débarrasser du précédent. Il ne faut surtout pas abandonner. Il faut croire qu'il est possible de se rendre jusqu'au dernier des symptômes.

Souvent, les mêmes émotions refoulées ou assumées par le corps créent un malaise au même endroit. J'ai déjà mentionné le lien entre ma colère et la contraction du gros intestin. Le stress, c'est beaucoup le lot de l'estomac, dont j'ai l'impression parfois qu'il cesse de fonctionner. Il arrive que je sente le besoin d'être coincé physiquement tout autant que je le suis psychologiquement : comme pour rétablir un équilibre. Ainsi, dégager les gaz et la tension nerveuse, c'est accepter de se décoincer psychologiquement, d'être autrement. C'est se soigner l'âme. Qui a déjà pu imaginer que l'on pouvait soigner son âme ainsi?

Après plusieurs années de pratique, et avec une certaine prudence, il est même possible de traiter ainsi des obsessions ou un état maniaque, que ce soit pour des combats imaginaires, de la colère intérieure ou des phobies. Il suffit, toujours en vase clos et dans un endroit calme, de les pousser, comme pour la tension nerveuse, à leurs limites, le plus loin possible tout en respectant une condition. Peu importe leur violence, les « délires et les obsessions » ne doivent jamais commander nos actes, donc ils ne doivent jamais nous mettre ou mettre quelqu'un en danger. Les laisser aller à leur limite, sans commander une action, permet d'en évaluer tout le caractère irréel et dysfonctionnel. On peut aussi les « épuiser ».

Tableau II

Technique de relaxation et de réduction de la douleur

Étape	Pourquoi	Remarque
Réduire la respiration	• ralentir le métabolisme • se mettre en état de conscience paradoxale	• si le rythme cardiaque s'accélère, revenir à une respiration normale
Décontracter tous les systèmes	• réduire la retenue contre la douleur ou la crainte de la douleur • rétablir la circulation des gaz et de l'énergie nerveuse	• l'attitude de contraction, de prise de contrôle revient toujours
Décontracter les douleurs les plus importantes en premier	• laisser les douleurs atteindre le point de fatigue nerveuse • se distraire des autres douleurs • approfondir la détente	• si la douleur devient trop intense ou provoque de l'angoisse, se ressaisir • reprendre le relâchement
Effacer les idées qui se présentent sans se formaliser	• laisser le corps s'extérioriser plutôt que la tête • apprendre à relativiser	• si des idées se répètent trop ou se déroulent trop rapidement, c'est un signe de tension physique et nerveuse élevée ou d'obsession
Relaxer suffisamment	• accroître l'efficacité des thérapies et d'autres activités de libération • améliorer la qualité de vie	• la libération optimale a lieu après 30 minutes (il faut donc pratiquer au moins 45 minutes)

Laisser s'exprimer l'angoisse	• libérer un maximum de tension • dédramatiser l'angoisse • apprendre à l'assumer • s'en faire une alliée	• la considérer comme un symptôme intense et généralisé • si une crise est terminée, essayer d'en vivre une autre et ainsi de suite, jusqu'à son épuisement
Hausser son seuil de douleur	• libérer le plus de tension possible en un court laps de temps • évaluer l'état général • apprendre à connaître ses réactions psychosomatiques	• éviter de perdre le contrôle (crises de nerfs, crampes) • plus le seuil de douleur est élevé, plus la tension se libère rapidement
Hausser la douleur d'un symptôme le plus longtemps possible	• éliminer le plus de tension possible • avec le temps, éliminer le symptôme • aider à déchiffrer ce que cache le symptôme (aller à sa limite)	• si l'on perd le maintien de la douleur à un niveau élevé, essayer de la rétablir plusieurs fois avant de passer à un autre symptôme
Essayer de pratiquer toutes ces étapes en même temps	• s'approprier la technique • pratiquer ces étapes en même temps devient beaucoup moins ennuyeux (je les décris séparément afin de favoriser la compréhension)	• cela peut prendre du temps avant de trouver la façon qui nous convient le mieux

Enfin, comme mentionné dans le précédent tableau, voyons comment combiner plusieurs exercices. Par exemple, je peux, lorsque je fais l'exercice de relaxation, m'asseoir, gonfler mon ventre, me bercer un peu et roter en même temps. Ou encore, lorsque couché sur le côté droit en train de m'étirer, je peux me concentrer sur la douleur la plus évidente, disons autour des yeux, réduire l'apport d'air, me bercer doucement et roter. Ces combinaisons accélèrent le traitement. Je peux ainsi, en une heure, faire le tour des symptômes les plus évidents, en relaxant, en évacuant les gaz de l'estomac et du gros intestin, en me berçant, en me brassant, en changeant souvent de position et, bien sûr, en pratiquant alternativement la respiration profonde et la réduction de l'apport d'air. Faire les exercices séparément est ennuyeux et il me faudrait de deux à trois fois plus de temps pour en arriver à des résultats probants. Il me suffit donc d'environ une heure pour me débarrasser de la plupart des symptômes associés aux TDF de façon naturelle, sans médicament.

LE SOULAGEMENT

La présence de gaz induit de la tension dans les systèmes musculaire et nerveux. Un relâchement profond survient à la suite des exercices d'évacuation. C'est le moment idéal, si nous ne nous rendormons pas ou si nous ne retournons pas aux activités que nous avons sacrifiées, de s'interroger, de se laisser vivre les émotions qui ont pu causer notre état. On peut inventorier les événements récents et se rappeler si les émotions qu'ils nous ont fait vivre ressemblent à celles de notre enfance. C'est le meilleur temps pour analyser.

On peut se demander : « Me reste-t-il des douleurs physiques, des frustrations à assumer; mais aussi des plaisirs, des rêves à réaliser? » Une libération complète donne quelques heures, parfois quelques jours de répit au cours desquels on pourra se sentir normal, se prendre en main, vivre sa vie comme on l'aimerait.

Évidemment, on peut en rester là : je me sens mieux et j'en profite. Il est préférable de se discipliner, de s'interroger afin d'assurer une évolution positive de son état général, une possibilité de redevenir optimiste par rapport à la vie. Les problèmes courants apparaissent sous un jour tout à fait différent lorsque l'on s'est libéré totalement des gaz, de la tension nerveuse excessive et de la douleur.

Une chose est certaine, après avoir évacué la tension nerveuse et les gaz, je récupère un sommeil d'une qualité exceptionnelle. Si le sommeil ne vient pas facilement, c'est soit que la libération n'est pas complète, soit que le niveau d'anxiété demeure trop élevé. Évidemment, si la récupération du sommeil ne revient presque jamais, il est préférable de consulter un médecin. Normalement, un sommeil de meilleure qualité compensera la fatigue que nous avons pu accumuler à se traiter, parfois pendant des heures la nuit. En général, je connais un sommeil profond et prolongé la nuit après celle nécessitant une longue pratique.

Lors de diarrhée, de bouleversements ou au cours d'une thérapie, un dégagement complet durera à peine une journée. Dans de meilleures conditions, cela pourra atteindre une semaine. Dans mon cas, les gaz s'accumulent toujours.

La libération des gaz et d'un trop-plein de tension nerveuse donne la possibilité de s'exprimer avec beaucoup plus de satisfaction. Un état « normal » offre en effet une plus grande disponibilité. On peut écouter son enfant intérieur, l'intégrer, ne plus être victime de ses excès. La libération de l'espace intérieur ressemble, comme on dit au Québec, au « grand ménage ». On pourra se faire des amis ou renouer avec certaines personnes et développer plus facilement des relations mutuellement satisfaisantes.

CE QUE L'ON PEUT EN ATTENDRE ET LES LIMITES

- **Exister**

Selon le Dr Dufour dans *Les tremblements intérieurs* (p. 38) : « Il existe une règle élémentaire et primordiale : nul autre que soi-même ne peut se donner le droit d'exister. Exister signifie vivre ses émotions, suivre ses envies. Personne n'existe vraiment s'il ne s'en donne pas la permission. » Les exercices que je propose participent, d'une certaine manière, au droit que me je me donne d'exister.

- **Ne guérit pas (ne remplace pas la médecine)**

Les techniques de relaxation et d'évacuation des gaz ne guérissent pas les TDF. Je peux dire cependant que la libération des gaz décontracte l'estomac et stimule la circulation du méat gastrique. Je dirais qu'après la libération des gaz, on se sent temporairement guéri. Sans guérir complètement, j'ai quand même pu, avec la pratique, sentir une amélioration graduelle de la motilité et une meilleure résilience du système nerveux.

• Il faut persister, répéter souvent

Cet état de bien-être temporaire revient seulement si l'on répète les exercices, particulièrement ceux reliés aux gaz. Dans mon cas, trois jours au maximum peuvent se passer sans que j'aie à me dégager. De jour en jour, je sens se dégrader ma qualité de vie, mon bien-être et ma disponibilité. Alors, l'approche qui consiste à intégrer la technique aux activités courantes lorsque possible constitue un avantage certain.

Lors d'une période stressante ou de négligence alimentaire, j'augmente le rythme et l'intensité des soins. Le stress ralentit la digestion et favorise l'accumulation de gaz; il faut donc être attentif aux signes de stress et être prêt à faire preuve de zèle dans les exercices, le cas échéant. En période de stress, il est plus difficile d'augmenter sa « régularité ». Il faudra une bonne dose de discipline et de courage pour persister et passer à travers. Il est évidemment plus facile de ne rien faire et de se sentir mal.

Il est souvent difficile de conserver de saines habitudes alimentaires. Cependant, il faut faire l'effort de conserver une alimentation équilibrée. Évidemment, à mesure que l'on se sent mieux, on peut se permettre des petits plaisirs tout en évitant les excès. Il m'arrive souvent de me gâter et, avec un peu de zèle, tout va pour le mieux.

• Des malaises au début

La première fois qu'une poche de gaz se dégage du fond de l'estomac, on peut rester sous le choc et ne pas vouloir revivre cette expérience. Cela peut être en effet surprenant, douloureux et angoissant. De plus, à mesure que l'on se libère des gaz, que la douleur disparaît de l'estomac, de nouveaux malaises peuvent se révéler. Il ne faut pas baisser les bras devant un nouveau symptôme, même persistant. En poursuivant la pratique, en l'adaptant aux nouveaux symptômes, il est possible de les atténuer et, avec le temps, de passer à autre chose.

Une amélioration de l'état du système gastrique met aussi en relief dans quel état de solitude ou d'isolement il a fallu souvent se contraindre pour se rendre la vie supportable. Cette découverte peut également être accompagnée d'une profonde tristesse. La joie revient à mesure que notre bien-être s'améliore, que nous renouvelons nos relations agréables et que nous en développons d'autres.

- ## Vaincre la crainte de bouger, du mouvement intérieur

Se libérer des gaz, de la tension nerveuse et de la douleur brasse. Il est particulièrement difficile de transcender la crainte des douleurs associées à ce brassage intérieur. Se brasser peut même être angoissant, surtout au début. On peut se consoler en se disant que les crises d'angoisse passées ne reviennent plus. C'est d'abord en relaxant et, par la suite, par nos efforts et notre volonté que nous nous remuons, que nous provoquons et acceptons les mouvements intérieurs afin de s'en attirer les bienfaits. Mais au moins, c'est nous qui décidons du combien, du pourquoi et qui ressentons le mieux-être. C'est ici que nous participons à ce que j'appelle « l'aventure de Peter Pan ». Il est possible de faire quelque chose pour soi, se soigner des TDF.

- ## Les variances (tomber vraiment malade, gastro, etc.)

Même si l'on fait régulièrement des exercices de libération, on peut occasionnellement tomber malade ou souffrir plus qu'à l'habitude de symptômes. À la suite d'un stress important, de fatigue accumulée ou simplement d'une grippe, notre perception et les efforts à consacrer pour nous sentir mieux peuvent augmenter. Il faut donc vérifier si nos malaises se produisent lorsque nous sommes dans un état de santé normal ou non. Un malaise plus important que d'habitude peut être angoissant. Si cela se produit lorsque l'on est malade, il faut alors soigner la maladie. Il faut savoir que l'on risque alors de vivre plus de malaises et d'angoisses que d'habitude. Paradoxalement, après avoir été malade, on est heureux de retrouver ses symptômes habituels. Cela se produit souvent lors des gastros printanières, par exemple.

Il peut arriver aussi que ces malaises soient le résultat d'une amélioration de notre état général. Lorsque, par exemple, nous sommes bien décontractés vers la fin des vacances, une quantité importante de gaz ou d'angoisse peut se produire. Cela est fréquent pour les migraineux. Il leur arrive souvent d'avoir des crises les fins de semaine, donc après un repos. L'angoisse s'exprime souvent après un choc ou une période de stress. Il faut persister dans les soins malgré la tentation d'abandonner ou même si l'on n'arrive pas à associer les symptômes aux causes.

• Avoir l'impression que l'on peut faire quelque chose pour traiter ses TDF

Un des éléments les plus significatifs de la pratique de tous les exercices proposés, c'est ce que je pourrais appeler leur « effet placebo ». L'impression de bien-être provenant des exercices est une chose, mais de vivre le fait de se libérer de symptômes qui pouvaient nous sembler incontrôlables est particulièrement énergisant. Cela peut être une étape clé pour sortir d'un état dépressif qui aurait pu se développer à force de symptômes. Les anglophones parleraient d'*empowerment*. Je me dois cependant de rappeler que mon approche ne fait pas partie d'une démarche reconnue par la médecine moderne.

4 – REVUE DE LA LITTÉRATURE

A) – LES TROUBLES DIGESTIFS FONCTIONNELS

Ce chapitre contient les points saillants de plusieurs textes portant sur les TDF que j'ai consultés au cours des dix dernières années afin d'accroître l'intérêt de cet ouvrage. La première partie porte sur les critères de Rome dont se servent les professionnels de la santé afin de préciser et d'uniformiser la description de divers troubles et les soins qui peuvent être portés. Ensuite, les principaux symptômes seront traités séparément. Les gaz et les flatulences, le reflux gastro-œsophagien, l'asthme, la constipation, la diarrhée, la gastro, la migraine, l'évanouissement vagal et les hémorroïdes seront donc ainsi traités. Ensuite, plusieurs causes notées dans la littérature seront abordées. Il sera question de l'acidité, des allergies alimentaires, du glutamate monosodique, de diverticule, d'*helicobacter pylori*, d'ulcère et d'anxiété. La relation entre les TDF et les maladies inflammatoires sera aussi abordée afin de les distinguer et de réduire plusieurs craintes.

Par la suite, l'hypothèse de la présence d'un « autre cerveau » qui gère tout le système digestif et qui pourrait être influencé ou aidé par nos efforts, donc « notre cerveau », sera couverte. L'influence du système nerveux central et des traumatismes anciens, la psychosomatique et la dépression seront également abordées. Enfin, d'autres types d'exercices mentionnés dans la littérature de même que certains traitements classiques comme l'alimentation seront résumés.

Selon les docteurs Pierre Paré et Marc Bradette (Le Clinicien, vol. 11, no 4, avril 1996), la physiopathologie des TDF comporte trois composantes : anomalies de la motilité et de la perception viscérale ainsi que les facteurs psychosociaux. Le trouble de la motilité, observé à l'estomac, au côlon et parfois à l'intestin grêle, consiste généralement en une activité myoélectrique anormale. Dans la dyspepsie fonctionnelle, il s'agit d'anomalies de la motilité digestive, dans l'intestin irritable avec diarrhée, d'hypomotilité et, dans le côlon irritable avec constipation, d'hypermotilité. À cela s'ajoute une baisse du seuil de perception viscérale, c'est-à-dire une augmentation de la sensation de douleur en présence de gaz dans l'estomac, le côlon et l'intestin grêle.

Les patients ayant des TDF (en général avec SII) se plaindront de symptômes extradigestifs : céphalée de tension, lombalgie, hypertension artérielle, urgence urinaire, douleur musculaire compatible avec une fibromyalgie, douleur rétrosternale non coronarienne, fatigue chronique, douleur pelvienne chronique, dyspareunie ou douleur dans les rapports sexuels chez la femme et dysménorrhée ou douleur menstruelle. Ils effectuent généralement un nombre élevé de visites médicales. Selon plusieurs études, dont les résultats sont publiés dans le dépliant *Le SCI et vous, Mieux vivre avec le syndrome du côlon irritable* (SCI), Jouveinal inc., sur cent patients qui souffrent du SCI, tous éprouvent des douleurs abdominales, de la distension abdominale et de l'alternance de diarrhée/ constipation; 96 éprouvent un état constant de léthargie; 75, des maux de dos; 73, une sensation prématurée de gonflement en mangeant; 66, des éructations excessives; 62, des nausées; 61, des migraines; 56, des problèmes urinaires et 51, des brûlures d'estomac ou dyspepsie. D'autres symptômes ont également été relevés : peau sèche, douleurs aux cuisses, mauvaise haleine, étourdissements et malaise général.

Selon les Drs Paré et Bradette, il n'y a pas de percée pharmacologique pour régler les TDF. L'objectif thérapeutique principal devient donc de soulager les symptômes, qui souvent ne peuvent être complètement contrôlés ou éliminés. Ils recommandent trois niveaux d'intervention : une approche générale, une approche spécifique du symptôme prédominant et une approche globale (biopsychosociale) qui s'adresse au patient réfractaire.

L'approche générale consiste à informer et à valoriser la relation patient-médecin. Le médecin devrait rassurer le patient et lui confirmer que les TDF sont véritablement un état pathologique, discuter des facteurs psychosociaux et précipitants de même que des facteurs d'influence d'ordre alimentaire et émotif. Une bonne relation patient-médecin rassurera le patient. Il recourra ainsi moins aux services médicaux. Il faut encourager le patient à étudier les facteurs émotifs dans la précipitation de ses troubles digestifs. Ce travail donnera de meilleurs résultats qu'une recherche d'une cause ponctuelle reliée à un événement aigu d'anxiété ou de stress.

Une approche spécifique du symptôme prédominant (thérapie pharmacologique) est à privilégier pour les symptômes graves ou réfractaires. L'effet placebo est élevé dans les TDF; il faut donc recommander des médicaments pendant une courte durée ou d'une façon intermittente. Pour la dyspepsie fonctionnelle, peu d'études concluent à un effet positif des médicaments. Les relaxants musculaires et les antidépresseurs semblent démontrer, selon des études de groupe témoin à répartition aléatoire, une amélioration significative de la douleur abdominale. L'expérience clinique suggère que les antispasmodiques peuvent aussi être utiles.

Selon le docteur Georges Ghattas (Le Clinicien, décembre 2003, p. 67), il n'existe pas d'algorithme assez complexe pour englober toutes les éventualités découlant des quelques mots : « Docteur, j'ai mal au ventre! » Dans le but de préciser le langage médical, des chercheurs des États-Unis, d'Italie, d'Australie et du Canada se sont réunis à Rome une première fois en 1988 (Rome I) et une seconde fois en 2000 (Rome II) pour proposer une classification des troubles digestifs fonctionnels (voir Tableau I). Par la suite, cette nomenclature a été validée par des recherches. En l'absence de données scientifiques, on a maintenu l'approche par consensus. Enfin, en mai 2006, les nouveaux critères diagnostiques des TDF, dits de Rome III, ont été dévoilés par un comité scientifique issu de la *Rome Foundation*, constituée de plus de 100 experts mondiaux, au Congrès annuel de l'Association américaine de gastro-entérologie. Les TDF touchent tous les organes du tube digestif. La dyspepsie fonctionnelle ainsi que le SII sont les plus fréquents et répondent à des critères très précis. Cette classification met en évidence la complexité des TDF qui sont faits de symptômes multiples, souvent similaires.

LES CRITÈRES DE ROME

Voici un résumé d'articles publiés par Pierre Poitras, gastro-entérologue, dans la revue *Du cœur au ventre* de l'Association des maladies gastro-intestinales fonctionnelles (AMGIF) sur les critères de Rome. Le Dr Poitras m'a aimablement autorisé à en publier une synthèse. Vous y trouverez parfois les soins médicaux proposés pour les maux les plus fréquents, dont la dyspepsie fonctionnelle et le SII.

Tableau III	
Trouble digestif fonctionnel selon la classification de Rome	
A. TROUBLE ŒSOPHAGIEN A.1 Globus A.2 Syndrome de rumination A.3 Douleur thoracique présumée d'origine œsophagienne A.4 Brûlure œsophagienne fonctionnelle A.5 Dysphagie fonctionnelle A.6 Trouble œsophagien fonctionnel non spécifique	B. DÉSORDRE GASTRO-DUODÉNAL B.1 Dyspepsie fonctionnelle B.1a. type ulcéreuse B.1b. type motrice B.1c. non spécifique B.2 Aérophagie B.3 Vomissement fonctionnel
C. DÉSORDRE INTESTINAL C.1 Syndrome de l'intestin irritable C.2 Ballonnement abdominal fonctionnel C.3 Constipation fonctionnelle C.4 Trouble intestinal fonctionnel non spécifique	D. DOULEUR ABDOMINALE FONCTIONNELLE D.1 Syndrome de douleur abdominale fonctionnelle D.2 Douleur abdominale fonctionnelle non spécifique
E. TROUBLE FONCTIONNEL DE L'ARBRE BILIAIRE ET DU PANCRÉAS E.1 Dysfonction de la vésicule biliaire E.2 Dysfonction du sphincter d'Oddi	F. TROUBLE ANAL-RECTAL F.1 Incontinence fécale fonctionnelle F.2 Douleur anorectale fonctionnelle F2a. syndrome du releveur de l'anus F2b. proctalgie fugace F.3 Dyssynergie du plancher pelvien (anisme)

Cette classification facilite le diagnostic et offre aux médecins et aux gastro-entérologues des stratégies de traitement en fonction des symptômes. Sans cette classification, les risques d'erreurs de diagnostic et de traitement seraient augmentés.

Les malades présentent souvent plus d'un symptôme. Il est très fréquent de rencontrer, chez le même malade, des symptômes digestifs au bas de l'intestin irritable et des inconforts abdominaux hauts de la dyspepsie fonctionnelle. On pourra aussi voir un changement des symptômes, passant par exemple du SII à la dyspepsie fonctionnelle ou vice versa.

A – Douleurs thoraciques d'origine œsophagienne (non cardiaque)

Assez fréquente, la **douleur thoracique apparemment d'origine œsophagienne** (A.3) est une forte douleur subite intermittente, de jour comme de nuit, souvent oppressante accompagnée de serrement ou de torsion au niveau du thorax, pouvant irradier à la mâchoire ou au bras, qui amènera souvent le patient à l'urgence, redoutant une crise cardiaque. Elle doit se produire au moins une fois par semaine pendant trois mois au cours des six derniers mois. Elle ne doit pas s'accompagner de douleurs ailleurs dans l'abdomen, ni se soulager par la défécation ou par la libération de flatulences. Même la nitroglycérine utilisée pour les crises cardiaques est parfois efficace contre les douleurs œsophagiennnes. Invariablement, les examens du cœur seront normaux, de même que ceux des poumons et de la structure musculo-squelettique. Par défaut, l'œsophage sera identifié comme source de cette douleur. Les maladies impliquées ici ne sont généralement pas nocives. Cependant, pour certains, les traitements seront limités et les douleurs persistantes. Dans environ la moitié des cas, un reflux gastro-œsophagien, avec ou sans inflammation de l'œsophage (œsophagite), sera présent (voir chapitre sur le reflux). Il pourra être traité en bloquant (avec, par exemple, le Losec, le Prevacid, le Pantoloc et le Nexium) la sécrétion acide qui remonte de l'estomac. Plus rarement, on diagnostiquera des troubles moteurs spécifiques tels que l'achalasie ou le spasme diffus de l'œsophage ou des spasmes intermittents et sans cause identifiable ou encore une hypersensibilité de l'œsophage. Comme dans les autres TDF, l'hypersensibilité œsophagienne amplifie la perception des inconforts normalement tolérables ou imperceptibles.

La nitroglycérine peut relâcher un spasme des muscles de l'œsophage. Les analgésiques intestinaux pourraient réduire la sensibilité viscérale. Parfois, la gestion du stress aidera. La douleur thoracique fonctionnelle n'évolue pas vers d'autres pathologies plus graves comme le cancer ou autres.

Le **globus** (A.1) est une sensation de spasme, de contraction, ou de boule dans la gorge. Un spasme du muscle supérieur de l'œsophage a déjà été documenté chez certaines personnes. Le **syndrome de rumination** (A.2) est rare. Il se caractérise par le retour dans la bouche d'aliments non digérés et leur remastication. Ce processus, normal chez les ruminants, est chez l'homme causé par un réflexe anormal ou une mauvaise habitude. Des thérapies psychologiques par biorétroaction peuvent être utiles afin de le corriger. La **brûlure œsophagienne fonctionnelle** (A.4), plus fréquente, occasionne des inconforts thoraciques sous forme de brûlures qui ressemblent au reflux gastro-œsophagien, mais dont l'investigation ne révèle pas de reflux acide anormal. L'hypersensibilité rendrait douloureuse des reflux acides habituellement imperceptibles. Diminuer la sécrétion acide normale pourra alors aider. La **dysphagie fonctionnelle** (A.5) caractérise la difficulté à avaler les aliments ou la sensation de blocage au passage des aliments le long de l'œsophage. L'hypersensibilité viscérale est souvent en cause.

Les troubles fonctionnels de l'œsophage sont fréquents et souvent inquiétants lorsqu'ils miment les problèmes cardiaques, par exemple. Ils sont souvent associés à d'autres troubles digestifs fonctionnels tels la dyspepsie ou le SII.

B – La dyspepsie fonctionnelle

La dyspepsie fonctionnelle ou dyspepsie non ulcéreuse est l'affection la plus rencontrée. Selon l'étude *Digest* menée auprès de 1 036 citoyens canadiens, 21 % des individus questionnés en souffrent. Une autre étude canadienne parue dans la revue *Gastroentorology* montrait que 29 % des adultes canadiens souffrent de symptômes de dyspepsie au moins une fois par semaine.

B1 – Dyspepsie fonctionnelle : critères diagnostiques

Des troubles que se sont produits pendant au moins douze semaines, qui n'ont pas besoin d'être consécutives, durant les six derniers mois où l'on a rencontré un des symptômes suivants :
1. douleur ou inconfort centré dans le haut de l'abdomen persistant ou récidivant, brûlures ou satiété précoce;
2. aucune évidence de maladie organique (après une investigation par gastroscopie, par exemple) qui pourrait expliquer les symptômes;
3. aucune évidence que la dyspepsie est soulagée exclusivement

par la défécation ou associée avec le début d'un changement dans la fréquence ou la forme des selles (pas le SII).

La *dyspepsie* demeure un terme vague pour le médecin, puisqu'il compte de nombreux symptômes : douleurs épigastriques, rots excessifs, ballonnement abdominal, lourdeur d'estomac après un repas, nausée et parfois vomissement. Plusieurs facteurs sont incriminés : sécrétion acide, inflammation de l'estomac ou du duodénum, intolérances alimentaires, habitudes de vie, facteurs psychologiques, certains médicaments, infection par l'*helicobacter pylori*, etc. Plus de 80 % des patients ayant le SII présentent aussi des symptômes évocateurs de dyspepsie fonctionnelle alors que plus du tiers des patients ayant une dyspepsie fonctionnelle ont des symptômes évocateurs du SII.

La dyspepsie fonctionnelle s'évalue par la vidange gastrique : 40 % des cas subissent des retards de la vidange des solides ou des liquides. Cependant, une ordonnance de procinétique afin de normaliser la vidange gastrique ne semble pas diminuer les symptômes. Pour cette raison, le médecin pourra hésiter à proposer un examen de la vidange gastrique comme outil diagnostique. Comme pour le SII, il y a souvent présence d'hypersensibilité viscérale et de troubles psychologiques. Le patient pourrait consulter pour ces raisons.

Pour la **dyspepsie d'allure ulcéreuse** (B.1a), les douleurs, centrées dans l'abdomen haut (épigastrique), pourront être diminuées ou augmentées par l'ingestion d'aliments et soulagées avec des antiacides (Tums, Maalox, Zantac, Losec, etc.). Quant à la **dyspepsie motrice** (B.1b), elle consiste en une sensation épigastrique désagréable ou inconfortable, mais non douloureuse, parfois caractérisée ou associée à une impression de plénitude de l'abdomen haut, de satiété précoce, de ballonnement ou de nausée.

Dans le cas de la dyspepsie d'allure ulcéreuse, certains tests éliminent l'hypothèse de maladies de la vésicule biliaire ou du pancréas qui, à l'occasion, donnent des symptômes semblables. Les médicaments utilisés pour le traitement de l'ulcère, c'est-à-dire les antiacides (Rolaids, Tums, etc.), les bloqueurs H2 (Zantac, Pepcid, etc.) et les inhibiteurs de la pompe à protons (Losec, Prevacid, Pantoloc, etc.) peuvent contrôler les douleurs. Chez certaines personnes, cependant, le soulagement ne surviendra qu'avec une forte médication (double dose) et après une utilisation soutenue (une ou deux semaines). En cas d'échec des traitements hyposécréteurs, les médicaments susceptibles d'influencer la sensibilité de l'estomac tels l'Elavil (amitriptyline) ou les antidépresseurs agissant sur la sérotonine (Paxil, Celexa, Zoloft, Luvox, Prozac, etc.) peuvent être utilisés.

En ce qui a trait à la dyspepsie motrice, on note des problèmes sur le plan de la relaxation ou de la sensibilité de l'estomac. Un estomac non « relaxable », trop tonique, donnera rapidement l'impression d'être plein et d'avoir trop mangé. Un estomac trop sensible occasionnera un inconfort ou une douleur qu'un individu normal ne ressentirait que lors d'une distension beaucoup plus grande.

Les « bloqueurs » de la sécrétion acide diminuent la quantité de liquide (deux litres par jour) secrétée par l'estomac lors des repas. Ils réduisent le gonflement de l'estomac. On tentera de faire contracter l'estomac « paresseux » avec des médicaments stimulants tels le métoclopramide (Maxeran), le dompéridone (Motilium) ou le tégaserode (Zelmac). On détendra l'estomac hypertendu par des antispasmodiques (Bentylol) ou l'estomac hypersensible par des analgésiques viscéraux tels l'amitriptyline ou les agents de sérotonine (Paxil, Celexa, etc.).

Dans les cas de symptômes réfractaires au traitement usuel, on prescrira un antidépresseur tricyclique à faible dose ou un inhibiteur du recaptage de la sérotonine afin de réduire la douleur. Cependant, peu d'études ont démontré leur efficacité.

Les moyens non pharmacologiques pour soulager la dyspepsie d'allure ulcéreuse ou motrice incluraient la psychothérapie (behaviorale, relation d'aide ou autre). Très souvent, les TDF seront chroniques avec des périodes plus ou moins longues de relative accalmie. Il ne faudra donc pas se surprendre si, au cours de notre vie, nous aurons à renouveler les interventions thérapeutiques.

Le **vomissement fonctionnel** (B.3) consiste en un vomissement cyclique qui se produit moins d'une fois par semaine. Il faut compter au moins trois épisodes depuis une année et une absence de nausée et de vomissement entre ces épisodes. Les critères de Rome III ont aussi ajouté la nausée chronique comme symptôme de TDF. Sur une période de douze semaines, au cours des six derniers mois, ces nausées surviendront plusieurs fois par semaine. Il n'y aura cependant pas de vomissement ni de maladie pouvant les expliquer.

C – Désordres intestinaux

C.1 Le syndrome de l'intestin irritable (SII) : critères diagnostiques

Pendant au moins douze semaines, qui n'ont pas besoin d'être consécutives, au cours des six mois précédents, où on aura ressenti la présence d'un inconfort abdominal ou une douleur qui a présenté deux des trois caractéristiques suivantes :
1. l'inconfort est soulagé par la défécation;
2. le début des malaises est associé à un changement dans la fréquence des selles;
3. le début des malaises est associé à un changement dans la forme ou l'apparence des selles.

Autres symptômes qui supportent le diagnostic de SII :
- fréquence anormale de selles (plus de trois défécations par jour ou moins de trois par semaine);
- forme des selles anormales (dures, sèches ou molles, liquides);
- passage anormal des selles (effort de défécation, défécation impérieuse ou sensation de vidange incomplète);
- passage de mucus;
- ballonnement ou sensation de distension de l'abdomen.

Les personnes souffrant de SII subissent plus souvent que les autres des crampes abdominales, du ballonnement, de la constipation ou de la diarrhée. Cette fréquence peut être occasionnée par une hyperréactivité ou une hypersensibilité de l'intestin. Des variations dans les contractions intestinales ralentiront la progression du bol alimentaire et occasionneront la formation de gaz et créeront de la résistance à leur progression, provoquant des crampes. Parfois, le ballonnement peut être si important que les vêtements doivent être ajustés. On retrouvera parfois la sensation d'une vidange incomplète. Du côté psychologique, les patients pourront éprouver de l'anxiété, une déprime, une perte d'amour-propre, de la peur, de la culpabilité et de la colère. Parmi les symptômes non digestifs, nous retrouvons des anomalies du sommeil, des douleurs chroniques au dos ou dans la région pelvienne, des maux de tête, des cystites interstitielles (douleur pelvienne avec un besoin urgent d'uriner), des douleurs à l'articulation temporo-mandibulaire (visage et tête) et un état de stress post-traumatique.

Dans les pays occidentaux, on estime qu'environ 10 à 15 % de la population souffre de symptômes digestifs évoquant le SII. Seulement 25 % des patients consultent leur médecin. Ils représentent également de 25 à 50 % des consultations en gastro-entérologie. Les sujets souffrant de facteurs psychologiques (anxiété et somatisation) consultent davantage, surtout pour la douleur, moins pour les troubles intestinaux.

Le *IBS Self Help Group of Canada* (un groupe d'entraide et de soutien pour les patients souffrant de SII, www.ibsgroup.org) a mandaté la firme Ipso-Reid pour sonder près de 300 de ses membres qui ont certifié avoir été diagnostiqués souffrant du SII en 2002. Pour plus de 85 % des répondants, leurs symptômes sont extrêmement ou très incommodants et ont un impact négatif sur leur travail, leurs déplacements et leurs activités sociales. Pour 45 % d'entre eux, le SII nuit à la qualité de vie. Selon certaines études, elle se comparera à celle des dépressifs et sera pire que celle des diabétiques de type 2 ou des victimes d'une crise cardiaque. Près de la moitié des répondants éprouvent des symptômes quotidiennement, alors que 27 % mentionnent en souffrir de deux à trois fois par semaine. En outre, plus du tiers jugent que leurs symptômes sont graves.

Au cours des trois mois précédant le sondage, le nombre moyen de journées perdues au travail ou à l'école en raison du SII s'est chiffré à six jours, et à 9,3 jours pour ce qui est des activités personnelles. De plus, 12 % des répondants ont indiqué qu'ils ont été ou sont en congé d'invalidité en raison du SII.

Selon le docteur Pierre Paré, le SII est un trouble invalidant qui grève le budget du système de soins de santé canadien d'environ huit cents millions de dollars (environ six cents millions d'euros) par année.

Cependant, le SII est ni dangereux ni évolutif, c'est-à-dire qu'il ne compromet pas la vie d'un patient et n'évolue pas vers une maladie tels le cancer, la maladie de Crohn, etc. Malgré la douleur chronique, la plupart des examens médicaux (radiographie, endoscopie, etc.) révéleront des organes normaux. La correction du transit des selles ne fera pas disparaître nécessairement la douleur. On pense de plus en plus que la douleur est causée par des intestins hypersensibles. Une expérimentation du Dr Poitras a démontré que 80 à 90 % des patients ayant le SII ont cette hypersensibilité intestinale. Les sujets dont le côlon est irritable démontrent généralement une plus grande perception cutanée.

Selon les cas, le médecin prescrira des antispasmodiques dont les antiacétylcholines (Bentylol, Levsin, etc.), les anticalciques (Dicetel) et les opiacés (Modulon, Imodium) capables de diminuer la motilité. Pour l'accélérer, il pourra suggérer l'ajout de fibres alimentaires, certains laxatifs (magnésium, Colytel) ou des procinétiques (Motilium, Prépulsid, etc.) Pour réduire l'hypersensibilité intestinale, il prescrira des médicaments spécifiques (Zelnorm pour les femmes) ou des antidépresseurs qui inhibent la recapture de la sérotonine (Paxil, Prozac, Celexa, Luvox, Serzone, Efexor, etc.) ou l'amitriptyline (Elavil). Évidemment, d'autres approches telles une meilleure alimentation, une psychothérapie, l'hypnose, la relation d'aide, la relaxation progressive, etc., peuvent être suggérées. Selon l'Association des maladies gastro-intestinales fonctionnelles, 80 % des patients qui ont complété une psychothérapie cognitive ont vécu une réduction significative et durable de leurs symptômes incluant une atténuation de la dépression et de l'anxiété. Le 2 avril 2007, la compagnie Novartis a suspendu la vente du Zelnorm au Canada et aux États-Unis à la demande de Santé Canada en raison d'une faible incidence de décès par troubles cardiaques chez les patients ayant déjà une condition cardiovasculaire ou des facteurs de risques cardiovasculaires.

Les autres diagnostics de **ballonnement** (C.2), de **constipation** (C.3) ou de **diarrhée fonctionnelle** (C.4), s'appliquent, en présence des symptômes du SII, lorsqu'il y a absence de douleur.

Selon le docteur Georges Ghattas, une consultation d'un spécialiste est généralement inutile. Les patients sont davantage satisfaits par les soins reçus par leur médecin de première ligne que par ceux prodigués par les spécialistes, en particulier lorsqu'un diagnostic organique est exclu ou peu probable.

D – Douleurs abdominales fonctionnelles

Le syndrome de **douleur abdominale fonctionnelle** (D.1) est une douleur abdominale qui dure depuis plus de six mois, qui n'est pas reliée aux fonctions intestinales et qui force souvent à un ralentissement d'activités. Ces patients consultent et subissent des opérations plus que la moyenne. Le médecin prescrira le plus souvent un antidépresseur à faible dose. Une bonne relation médecin-patient, des consultations régulières, une bonne gestion du stress et de l'anxiété de même qu'un suivi pour lutter contre les épisodes de dépression sont également recherchés. La douleur abdominale fonctionnelle non spécifique (D.2) est diagnostiquée lorsque la douleur abdominale ne permet pas d'identifier le syndrome de douleur abdominale fonctionnelle.

E – Trouble fonctionnel de l'arbre biliaire et du pancréas

La **dysfonction vésiculaire** (E.1) consiste en la présence des crises de colique hépatique en présence d'une vésicule d'apparence normale, c'est-à-dire sans lithiase à l'échographie abdominale (calculs). Des examens plus sophistiqués pourront révéler la présence de microcalculs. La cholécystectomie a une efficacité imprévisible et devra être décidée au cas par cas. La **dysfonction du sphincter d'Oddi** (E.2) (petite valve entre la voie biliaire et l'intestin) pourrait nécessiter des traitements spécifiques. Mais dans la plupart des cas, il s'agira d'un SII ou d'une dyspepsie fonctionnelle.

F – Douleurs abdominales fonctionnelles

L'incontinence fécale fonctionnelle (F.1) consiste en une défécation involontaire récurrente malgré l'absence de trouble neurologique ou structural de la paroi intestinale. Ce trouble affecte environ 30 % des personnes âgées des résidences en soins prolongés, mais se retrouve également chez près du quart des patients souffrant de SII à prédominance de diarrhée. Pour les personnes âgées constipées, on traite généralement par un laxatif osmotique (lactulose), pour celles souffrant de diarrhée, avec de léporamide.

La **douleur anorectale fonctionnelle** (F.2) se divise en **syndrome du releveur de l'anus** (F.2a) et en **proctalgie fugace** (F.2b). En l'absence de trouble structural ou d'inflammation, la première se caractérise par une douleur rectale durant au moins vingt minutes et qui a affecté occasionnellement le patient pendant douze semaines ou plus durant la dernière année. Des relaxants musculaires (méthocarbamol, diazépam, cyclobenzeprine), des massages anorectaux et des bains de siège sont envisagés. En ce qui concerne la proctalgie fugace, la douleur aiguë, qui se produit rarement, dure de quelques secondes à quelques minutes et disparaît complètement par la suite, et n'apparaît pas entre les défécations. Dans les rares cas où ce symptôme est fréquent, le médecin pourrait prescrire l'inhalation de salbutamol; d'autres suggéreront du clonidine ou de l'anylnitrate.

La **dyssynergie du plancher pelvien**, ou **anisme** (F.3), largement traité par le Dr Devroede, consiste en la contraction contradictoire du plancher pelvien lorsqu'une personne force pour déféquer. Plutôt que de relaxer la région anale, le patient la contracte empêchant ainsi la défécation. Le diagnostic exige une investigation physiologique (manométrie anorectale, électromyographie du sphincter anal externe, défécation d'un ballon et défécographie). Les deux tiers des patients peuvent apprendre, par biorétroaction, à relaxer leur plancher pelvien lors de la défécation.

Pour de plus amples renseignements sur les critères de Rome, consultez le site : http://www.romecriteria.org. Pour les articles du Dr Poitras, consultez le : http://www.amgif.qc.ca.

Voici les conseils que l'on retrouve dans le dépliant *Le SCI et vous* cité plus tôt :

1. Si votre médecin a posé un diagnostic définitif, cessez de vous inquiéter en vous demandant s'il ne s'agit pas de « quelque chose d'autre », comme un début de cancer.
2. Évitez les choses qui, selon votre expérience, aggravent votre état, comme certains aliments, certaines personnes ou pensées (distorsion cognitive).
3. Utilisez un médicament pour éviter les crises; par exemple, prenez un antidiarrhéique avant de quitter la maison si vous craignez de vous retrouver dans un endroit où il n'y a pas de salle de bain alors que vous prévoyez avoir besoin d'y aller. Évitez la constipation en prenant des matières fibreuses (à condition qu'elles ne vous indisposent pas).
4. Recherchez les sources de stress dans votre vie et voyez comment vous pouvez y changer quelque chose.
5. Avec l'aide d'un professionnel, essayez de déterminer quels sont les problèmes dans votre vie auxquels vous évitez de faire face et prenez les mesures qui s'imposent.
6. Apprenez à vous détendre : vous ne savez probablement pas comment y arriver. Diverses stratégies allant de l'exercice au yoga en passant par l'acupuncture et la méditation peuvent vous

aider, mais rappelez-vous que rien n'est plus bénéfique qu'une meilleure connaissance de vous-même (Socrate avait-il le SII?).

7. Par-dessus tout, décidez qui est en charge de votre vie – vous ou votre intestin. La vie est beaucoup plus facile lorsque vous décidez que c'est vous qui en êtes responsable (plus facile à dire qu'à faire, surtout si nous nous sentons coupables de laisser notre intestin décider à notre place).

B) – LES SYMPTÔMES LES PLUS FRÉQUENTS

LES GAZ ET LES FLATULENCES[2]

Les ballonnements abdominaux affectent environ les deux tiers des gens souffrant du SII. Chez certaines personnes, la douleur dure des jours avec des périodes plus ou moins intenses. Outre la libération des gaz, on peut tenter de réduire la production de gaz qui se manifestent lors de la digestion de même qu'éviter le plus possible d'avaler de l'air. Selon la pharmacien Patrick Viet-Quoc Nguyen on peut en regrouper les symptômes en trois catégories :

1. les éructations : une émission bruyante par la bouche, volontaire ou non, de gaz provenant de l'œsophage, parfois de l'estomac;
2. le météorisme : sensation de gonflement de l'abdomen attribué à l'accumulation de gaz dans l'estomac et les intestins;
3. les flatulences : gaz accumulés dans les intestins et expulsés par voie rectale.

L'air avalé

Une étude a démontré qu'une personne normale produit de un à trois litres de gaz par jour, dont 90 % est composé d'oxygène, d'azote (NH_4) et de CO_2 avalés en mangeant ou par réflexe. Le reste, de l'hydrogène et du méthane, provient de la décomposition bactérienne de résidus alimentaires dans le

2   Site de la *Canadian Society of Intestinal Research*: http://www.badgut.com

Michael Oppenheim, M. D., *The Complete Book of Better Digestion – A Gut-Level Guide to Gastric Relief*, Rodale Press, Emmaus, Pennsylvania, 1990.

Article de Danielle Perreault, docteure, journal Le Soleil, 28 mars 2004, p. A 15.

Article de Patrick Viet-Quoc Nguyen, Pharmacien, Québec Pharmacie, vol. 51, no 7, juillet-août 2004, p. 572-576.

Article d'Annie Jolicœur, diététiste, journal Du cœur au ventre, AMGIF, vol. 2, no 1, printemps 2002, p. 2 3.

gros intestin. On peut ainsi avaler un litre d'air chaque repas. Certaines personnes avalent jusqu'à deux fois plus d'air que d'eau lorsqu'elles boivent. Le Dr Oppenheim indique qu'il est souvent difficile de faire comprendre au patient que son problème de ballonnement provient de l'air qu'il avale.

L'air avalé reste un certain temps dans l'estomac avant d'être relâché par éructation ou par un passage petit à petit dans l'intestin grêle, le gros intestin et finalement l'anus. Une petite quantité peut être absorbée par les bactéries aérobies et dans la circulation sanguine (CO_2, H_2 et CH_4). L'air peut distendre l'estomac qui peut en contenir jusqu'à quatre litres et demi. Les gaz peuvent devenir douloureux, surtout s'ils sont associés à une hernie hiatale, à un des reflux gastro-œsophagiens et à un ulcère gastrique. L'estomac ainsi gonflé peut exercer une pression sur le gros intestin, créant parfois des crampes, des contractions et des spasmes. L'air accumulé dans le gros intestin est associé à la constipation et à la diarrhée. En général, le passage dans l'intestin grêle n'est pas douloureux. En moyenne, une personne évacue un gaz (flatulence) en petite quantité, environ douze fois par jour et, chez les adeptes du végétarisme, jusqu'à 25 fois par jour.

Pour la majorité, le passage des gaz ne provoque aucun malaise. Dans le cas de maladies inflammatoires du système digestif et de TDF, le passage se fait plus lentement (dysmotilité) et de façon plus douloureuse (hypersensibilité).

En ce qui concerne le météorisme, il semble que les patients ont un transit intestinal plus lent ou une hypersensibilité aux stimuli viscéraux, qu'il y ait plus grande présence de gaz ou non.

C'est au matin que le système digestif porte le moins de gaz, puisqu'il n'y a pas d'air avalé la nuit et que des flatulences s'y produisent. Le nombre de flatulences dépend du volume d'air avalé, de la nature et de la quantité d'aliments ingérés, de la fréquence des repas et de la motilité du côlon. Celle-ci peut être influencée par l'alimentation, les médicaments, le stress et le volume d'air déjà coincé dans le système digestif.

Afin de réduire l'apport d'air, il faut éviter de mâcher de la gomme, d'aspirer de l'air en buvant un liquide, notamment ceux trop chauds, et de porter des prothèses dentaires mal ajustées. Il ne faut pas boire en mangeant. On le fera plutôt de quinze à trente minutes avant de manger et d'une à deux heures après les repas. Se moucher souvent, souffrir de douleurs chroniques et d'anxiété peuvent également stimuler le réflexe d'avaler. Le docteur Michael Oppenheim recommande à ses patients de garder la bouche fermée, notamment en mangeant, car plusieurs ont le réflexe d'avaler de l'air… comme ils respirent.

Une autre source importante de gaz peut être la prolifération de bactéries. Cela peut provenir d'un estomac non acide en raison d'une production trop faible d'acide gastrique ou de la prise trop importante d'antiacides ou d'aliments alcalinisants. La stagnation des aliments dans le petit intestin chez ceux dont les nerfs moteurs des intestins sont abîmés, comme chez certains diabétiques, peut également provoquer des gaz.

Les autres causes de la présence d'air dans l'œsophage et l'estomac sont l'anxiété avec hyperventilation, l'asthme, une maladie pulmonaire obstructive chronique, la hernie hiatale, l'obstruction gastrique, les reflux, l'aérophagie, l'hypersalivation (gomme à mâcher), la grossesse et le tabagisme. Pour ce qui est du météorisme et des flatulences, il faut ajouter la présence de parasites, la maladie de Crohn, les lithiases biliaires, les diverticules, le diabète, l'hypothyroïdie, les intolérances alimentaires et certains médicaments (agents anticholinergiques ou antidiarrhéiques).

Comme la principale cause des gaz est l'air avalé, on peut se douter que les médicaments, tisanes et autres remèdes offerts sur le marché pour en réduire l'occurrence sont généralement inefficaces. J'ai essayé le siméthicone (Ovol) et les suppléments de charbon activé, sans grand succès. Une fois plein de gaz, il sera utile de les dégager. Par exemple, une étude espagnole, publiée dans le *American Journal of Medicine* (mentionnée dans la revue *The Inside Tract* de janvier-février 2006), sur huit adultes normaux, à qui l'on a injecté de l'air dans le petit intestin, a démontré qu'ils libéraient davantage d'air lorsqu'ils faisaient de l'exercice par rapport à un état oisif. Après deux heures, ils avaient libéré 90 % de l'air injecté sans exercice, mais avaient libéré plus d'air qu'injecté lorsqu'ils avaient fait de l'exercice.

LE REFLUX GASTRO-ŒSOPHAGIEN (RGO)[3]

La brûlure d'estomac régulière (pyrosis), mais aussi la difficulté d'avaler, la toux persistante, la raucité de la voix et même l'asthme, sont des symptômes

---

3   Divers auteurs, *Les maladies de l'appareil digestif*, Clinique Mayo, Lavoie et Broquet, p. 83 97.

Service Vie-Santé : http://www.servicevie.com/02Sante/Cle_des_maux/B/maux45.html

du reflux gastro-œsophagien (RGO). Le reflux se produit lorsque l'anneau musculaire séparant l'œsophage et l'estomac, le sphincter œsophagien inférieur (SOI), se relâche et laisse remonter l'acide gastrique de l'estomac. La muqueuse de l'œsophage, plus sensible que celle de l'estomac, donne une sensation de brûlure lorsque mise en contact avec des éléments acides. Le tiers de la population a connu au moins un épisode de brûlure d'estomac; 10 % en subit quotidiennement.

Le fait de s'allonger ou de roter après un repas peut provoquer le reflux d'aliments dans l'œsophage (régurgitation). Certains exercices violents, ceux qui obligent à se pencher, de gros repas, manger rapidement et des vêtements trop serrés auront le même effet. Si fréquent, le RGO provoquera une irritation ou une inflammation de l'œsophage (œsophagite) ou des voix respiratoires (toux fréquentes, voix rauque). Si les sucs gastriques sont souvent en contact avec les dents, ils peuvent en attaquer l'émail.

Une nouvelle étude, mentionnée dans le magazine en ligne E-santé (www.e-sante.fr), confirme un lien entre le RGO et le poids, suggérant qu'une perte de poids est bénéfique pour atténuer les remontées acides. Ce résultat provient de la célèbre étude *Nurses' Health Study* portant sur 10 000 infirmières âgées de 30 à 55 ans, suivies depuis 1976.

L'œsophagite est fréquente chez les enfants et chez les personnes entre 45 et 64 ans. Elle peut provoquer la dysphagie (problème de déglutition) ou des saignements (inflammation et ulcère). Les personnes qui souffrent d'obésité, de hernie hiatale, d'asthme, de diabète ou d'ulcère peptique ainsi que les femmes enceintes sont à risque. Seules les hernies hiatales de moyenne et de grande taille semblent provoquer des reflux. Dans les pires cas, une intervention chirurgicale peut représenter une solution.

Après une description de vos symptômes, votre médecin pourra demander une radiographie (voir l'absence d'ulcère), une endoscopie (pour évaluer les complications), une biopsie, une pHmétrie (quantité de reflux pendant 24 heures) ou une manométrie œsophagienne (pression de la fonction musculaire de l'œsophage et du sphincter).

Magazine en ligne E-santé : http://e-sante.fr

Association des maladies gastro-intestinales fonctionnelles (AMGIF) : dépliant intitulé RGO – *Le reflux gastro-œsophagien*, www.amgif.qc.ca

Cesser de fumer, prendre de petits repas, réduire les gras et les alcools forts, perdre l'excès de poids et remonter la tête de lit de 15 cm sont des actions recommandées. Par contre, les aliments épicés ne sont pas en cause. Les protéines renforcent le sphincter du bas de l'œsophage, pourvu qu'elles ne s'accompagnent pas de gras. Il faut également éviter de forcer, surtout penché vers l'avant. Certains médicaments sont déconseillés tels les antispasmodiques, les inhibiteurs calciques, les comprimés de potassium et de vitamine C, les anti-inflammatoires non stéroïdiens, les sédatifs et les tranquillisants. Les médicaments suggérés sont les antiacides, qui peuvent cependant causer la diarrhée et la constipation; les inhibiteurs des récepteurs H2 de l'histamine, qui réduisent la sécrétion d'acide (Peptol, Tagamet, Pepcid, Axid, Zantac, etc.); les inhibiteurs de la pompe à protons (Losec, Prevacid, Pantoloc) et les procinétiques, qui augmentent la vidange gastrique.

Comme je l'indique dans mon approche, on peut également roter afin d'expulser les gaz accumulés dans l'estomac et ainsi en réduire la pression interne. J'ai réussi à éliminer complètement les brûlures de cette façon. Cependant, lorsque je néglige mes exercices d'évacuation, je subis une certaine irritation des voies respiratoires et ma voix devient rauque (reflux silencieux) et, évidemment, un retour des brûlures d'estomac si je ne me reprends pas en main.

Si vous avez des brûlures d'estomac plus de deux fois par semaine ou que vos symptômes ne sont soulagés que temporairement par les antiacides, vous devriez consulter. Dans les cas sévères et réfractaires aux autres traitements, une chirurgie peut être pratiquée.

L'ASTHME ET LE REFLUX GASTRO-ŒSOPHAGIEN

Les reflux d'acide gastrique dans l'œsophage peuvent provoquer des crises d'asthme. Il convient donc de traiter le reflux gastro-œsophagien (RGO) chez les patients asthmatiques. Ceci est particulièrement important chez l'enfant. L'asthme est une inflammation chronique des bronches qui peut être responsable de crises d'asthme typique (respiration difficile et sifflante) et de toux chroniques.

La relation entre le reflux d'acide gastrique et les crises d'asthme est connue depuis longtemps. Cette relation est, du reste, simple à comprendre. En début de digestion, les aliments sont dissous dans l'estomac grâce à l'acide gastrique composé d'acide chlorhydrique. Le bol alimentaire n'attaque pas les parois de l'estomac, car elles sont protégées. Ensuite, dans le reste du tube digestif, cette acidité sera principalement neutralisée par les sécrétions alcalines du petit intestin. Physiologiquement, ce bol acide ne devrait pas remonter dans l'œsophage, car un sphincter, le cardia, empêche ce retour.

En cas de RGO, l'acidité gastrique remonte dans l'œsophage. Outre qu'elle brûle les parois de l'œsophage lui-même, elle peut redescendre dans les bronches et entraîner des irritations locales à l'origine de crises d'asthme. Pourtant, une forte proportion d'asthmatiques ne se plaint pas de RGO. Une étude a montré que 62 % des asthmatiques ne déclarant pas de symptômes de RGO présentent en fait une pHmétrie pathologique : ils souffrent d'un reflux silencieux. Leur pHmétrie était en général aussi perturbée que celle des patients présentant un RGO clinique, et leur asthme était également de même intensité. Une autre étude portant sur 128 patients asthmatiques a montré que près de la moitié (53) souffrait de RGO. De ces 53 patients, 48 ont présenté de la toux et des sifflements, signes classiques précédant les crises d'asthme, peu de temps après le reflux.

En pratique, il convient donc de chercher et de traiter tout RGO chez les patients asthmatiques. Ceci est particulièrement vrai chez le nourrisson et le petit enfant chez qui ce problème est encore sous-diagnostiqué. En effet, les enfants toussent souvent du fait des nombreuses infections virales ou bactériennes dont ils peuvent être victimes, et l'asthme n'est pas toujours évoqué. Il doit l'être au moindre doute si l'enfant s'avère être un tousseur chronique et notamment si cette toux le dérange la nuit ou si elle s'accompagne de sifflements. C'est aussi chez ces enfants que, dans le cadre d'un bilan d'asthme, on recherchera et traitera un éventuel RGO.

Dans les cas d'asthme, avec RGO diagnostiqué silencieux ou non, la technique de libération des gaz de l'estomac peut sans doute aider si, comme dans mon cas, les reflux cessent en quelques minutes après avoir évacué l'air de l'estomac.

LA CONSTIPATION[4]

Selon le Dr Oppenheim, une saine alimentation et des exercices réguliers rendent la constipation presque impossible. Pourtant, elle est très fréquente,

---

4   Article du docteur Réjean Dubé, Le Médecin du Québec, vol. 37, no 2, février

affectant, selon certaines estimations, près de 20 % de la population occidentale. Elle est plus souvent signalée par les femmes et elle s'aggrave avec l'âge. La majorité des gens qui consultent ne souffrent pas de maladie grave.

Selon le Dr Mickael Bouin, pour le patient, la constipation correspond à des selles de consistance trop dures ou difficiles à évacuer. Le médecin se fiera plutôt à une description qui correspond aux critères de Rome. Selon ces critères, on reconnaît une constipation fonctionnelle lorsqu'il y a présence d'au moins deux des critères suivants, pendant au moins douze semaines, consécutives ou non, au cours de la dernière année.

Pour plus d'une fois sur quatre, le patient doit :
1. faire un effort de défécation;
2. avoir des selles dures ou en boules;
3. avoir une sensation d'évacuation incomplète;
4. ressentir un blocage ou l'obstruction anale ou rectale au moment de la défécation;
5. s'aider manuellement pour déféquer (évacuation digitale).

De plus, il faut compter moins de trois défécations par semaine.

La constipation d'origine fonctionnelle se subdivise en quatre sous-groupes : transit lent, dysfonctionnement du plancher pelvien, côlon irritable et absence d'anomalie définissable.

Transit lent

Ce type de constipation se caractérise par une progression plus lente du contenu du côlon (inertie colique). Il représente environ le quart des cas de constipation. L'origine peut être diététique ou culturelle, ou provenir d'une

2002.

Article du docteure Isabelle Hébert, E-santé : http://www.e-sante.fr

Jacques Rogé, professeur, *Le mal de ventre*, Éditions Odile Jacob, 1998.

Michael Oppenheim, M. D., *The Complete Book of Better Digestion : A Gut-Level Guide to Gastric Relief*, Rodale Press, Emmaus, Pennsylvania, 1990.

Article du docteur Mickael Bouin, *La constipation fonctionnelle : un symptôme unique pour des mécanismes multiples*, Du cœur au ventre, AMGIF, hiver 2005, p. 2 3.

Article du docteur Stéphane Lehman, E-santé : http://www.e-sante.fr

anomalie motrice (diminution des ondes péristaltiques de grande amplitude ou augmentation de l'activité motrice non coordonnée). C'est sans doute ici que l'on peut classer mon hypothèse de constipation provenant d'une accumulation de gaz dans le système digestif : comme si le gros intestin devenait coincé. Le transit lent se détecte par un examen radiologique. Le patient avale des marqueurs radio-opaques suivi d'examens radiologiques pour voir à quelle vitesse ces marqueurs se déplacent dans le côlon.

Dysfonctionnement du plancher pelvien

Même en présence d'un transit normal, il s'agit d'une accumulation de selles au niveau rectal pour de longues périodes (constipation terminale). Elle représente environ la moitié des cas de constipation. Il y a alors absence de relaxation du sphincter anal externe et des muscles du plancher pelvien au moment des efforts de défécation. On peut retrouver également une dyschésie anorectale lorsque la défécation est incomplète ou que de la matière demeure dans le rectum.

La défécation est relativement complexe, impliquant à la fois des réflexes et une activité volontaire. Il arrive parfois qu'un patient pousse et retienne les selles en même temps. On parlera alors d'anisme (voir aussi le chapitre portant sur le livre du Dr Devroede).

Selon le professeur Rogé, ce type de constipation se développe souvent chez les enfants qui ont eu régulièrement à se retenir. Une fois inhibée, l'envie disparaît et peut affecter à la longue la perception de la première envie. L'élève peut alors développer une constipation chronique (mon cas). Par exemple, le colopathe renonce à dégager ses intestins le matin ou s'obligera à rester longtemps à la toilette (lecteur de toilette). Il sera tenté de forcer exagérément afin de déféquer, provoquant des complications telles que les crises d'hémorroïdes ou des fissures anales.

Constipation fonctionnelle

Elle est diagnostiquée lorsqu'un transit lent ou une constipation associée à un SII sont écartés. Le transit lent représente environ le quart des cas de constipation fonctionnelle.

Côlon irritable et anomalie

On parle de constipation associée au SII lorsqu'un phénomène de douleur abdominale s'ajoute au tableau clinique. En l'absence d'anomalie, le patient constipé révèle souvent une certaine détresse.

Causes de constipation secondaire

Une affection congénitale, la maladie de Hirschsprung, l'obstruction, un cancer du côlon ou du rectum, une sténose colique, les maladies anorectales, une fissure anale, une rectite, les maladies métaboliques (hypercalcémie auto-immune, hyperparathyroïdie, hypothyroïdie, diabète), la sprue non tropicale, les maladies neurologiques, les lésions médullaires musculaires, la sclérose en plaques, une neuropathie ou myopathie viscérale, le Parkinson, ainsi que certains médicaments (laxatifs, anticholinergiques, narcotiques, antiparkinsoniens, sédatifs inhibiteurs calciques, antidépresseurs, anticonvulsivants, diurétiques, neuroleptiques, suppléments de fer, calcium) peuvent tous provoquer une constipation.

Constipation et régime

Selon la docteure Isabelle Hébert, un régime amaigrissant très restrictif s'accompagne souvent de constipation. Le nombre limité de calories et de fibres ne permet pas toujours un bon transit intestinal. Or, les fibres hydratent et augmentent le volume des matières fécales, facilitant la progression des selles. Même si le régime est bien adapté, il provoque nécessairement une diminution du volume fécal, que l'on associe souvent à tort à une constipation.

Le régime devra alors fournir un apport suffisant en protéines afin de préserver les muscles (1,3 à 1,4 g de protéines par kg de poids corporel par jour); en vitamines et minéraux (sous forme de fruits et de légumes) afin d'éviter les carences; et en fibres pour faciliter le transit intestinal. Enfin, il faudra boire un litre et demi d'eau par jour et faire de l'exercice.

Constipation et vieillissement

Les troubles du transit intestinal sont particulièrement fréquents après 65 ans : plus d'une personne âgée sur deux s'en plaint. Le vieillissement normal touche toutes les fonctions de l'organisme. Pourtant, le transit intestinal ne ralentit pas avec l'âge. Ce qui diminue, c'est la musculature en général et en particulier celle qui se trouve au niveau du périnée, rendant plus pénible l'expulsion des selles.

En fait, ce sont les maladies générales, chroniques, qui sont les plus gros facteurs de risque de constipation. Les affections comme le diabète, le mauvais fonctionnement de la glande thyroïde, une insuffisance d'efficacité du rein, la maladie de Parkinson, les maladies vasculaires cérébrales, la dépression, etc., peuvent entraîner une constipation. Le risque augmente quand les maladies s'accumulent (diabète et insuffisance rénale; maladie de Parkinson et dépression, par exemple).

Quand consulter?

Selon le Dr Oppenheim, il faut consulter absolument lorsque vous n'avez pas déféqué depuis dix jours. Cependant, vous devez consulter après trois jours si vous souffrez en plus de douleurs au ventre, de fièvre ou si vous vomissez.

Évaluation clinique

Lorsqu'un patient consulte pour un problème récent, le médecin investiguera une maladie, surtout après cinquante ans. Une constipation chronique révélera plutôt une origine fonctionnelle. Le médecin questionnera le patient sur le mode d'apparition, la progression, la prise de médicaments, les caractéristiques des selles, le régime alimentaire, l'horaire du fonctionnement intestinal, etc. Une constipation récente, un changement brusque de la régularité ou du volume des selles, surtout chez une personne âgée, qui suggéreront au médecin de pratiquer des examens supplémentaires, afin d'exclure l'hypothèse d'une lésion organique. Il vérifiera également les antécédents familiaux (polype et cancer du côlon ou du rectum).

L'examen clinique permet d'observer la descente du périnée, le réflexe anal ainsi que le tonus sphinctérien au repos et lors d'une contraction volontaire.

L'investigation

Des tests sanguins révéleront une maladie traitable (hypothyroïdie) ou une évaluation préliminaire d'un cancer du côlon. Une endoscopie ou une radiologie seront généralement effectuées chez un nouveau patient de plus de cinquante ans ou en présence d'un symptôme nouveau. Si la constipation ne répond pas à une hydratation adéquate, à un accroissement de l'apport en fibres et à un laxatif simple, il pourrait être en présence d'une constipation réfractaire. Une évaluation spécialisée peut alors être envisagée. Le médecin pourrait recourir à des examens supplémentaires (mesure du transit, manométrie anorectale et défécographie) ou diriger le patient vers un spécialiste.

Conseils pratiques

Bouger : la sédentarité et à fortiori l'alitement diminuent la motricité. Lorsque possible, une promenade quotidienne est recommandée.

Bien manger : la baisse de l'appétit et la diminution de la prise de fibres alimentaires qui l'accompagne favorise la constipation. Manger régulièrement fruits et légumes.

Ne jamais laisser passer le besoin : il faut aller à la selle quand on en a envie. Se présenter à heure fixe aux toilettes. L'utilisation régulière de microlavements évacuateurs peut éventuellement être une solution pour maintenir un certain rythme.

Boire adéquatement : un grand verre d'eau fraîche le matin favorise le déclenchement du besoin, mais boire abondamment pendant la journée n'est pas nécessairement efficace sur la constipation. La sensation de soif s'émoussant avec l'âge, il faut s'astreindre à boire de un litre à un litre et demi par jour.

Se faire aider : à condition de suivre les recommandations du médecin, la prise de laxatifs, même quotidiennement, peut être adéquate. Éviter cependant les derniers traitements miracles en vente libre. L'automédication est à proscrire même pour la constipation.

Traitement médical

Le médecin suggérera une augmentation de l'apport en fibres. Selon le Dr Oppenheim, on peut cependant consommer trop de fibres. Il mentionne un patient qui a dû être opéré d'urgence lorsqu'une masse de fibres alimentaires avait obstrué ses intestins. Une façon simple de mesurer l'apport adéquat est de surveiller les selles en actionnant la chasse d'eau. Si la matière fécale flotte au point de ne pas s'évacuer, vous consommez sans doute trop de fibres. Les fibres provoquent également des flatulences auxquelles il faudra s'habituer. Puisque les fibres absorbent beaucoup d'eau, il suggère de boire deux verres de liquides par repas et d'ajouter un verre pour chaque cuillère à thé de fibres (son ou psyllium) additionnelle. On peut cependant trop boire également. Une règle simple consiste à vérifier la couleur de l'urine. Si elle est translucide, il faut réduire l'apport de liquide jusqu'à ce qu'elle devienne jaunâtre. Il faut également s'activer suffisamment et bien déjeuner (petit déjeuner en France), car les deux stimulent les fonctions digestives.

Un laxatif salin comme le lait de magnésie peut être envisagé. On pourra aussi essayer un émollient fécal (docusate de sodium). Viennent ensuite les agents hyperosmotiques (lactulose, polyéthylèneglycol, sorbitol). Votre médecin évitera peut-être les laxatifs stimulants (sennosides, bisacodyl). L'emploi de suppositoires de glycérine ou de lavements est généralement restreint. Il semble qu'aucun agent procinétique sur le marché n'agit efficacement sur la fonction colique.

Selon le Dr Bouin, la plupart des médicaments en vente libre sont efficaces (Colace, Senokot, Dulcolax, Solflax). Il privilégie les laxatifs stimulants pour le transit colique ralenti. Par contre, ils seraient trop douloureux pour la constipation associée au SII.

La rétroaction biologique (*biofeedback*) peut être prescrite, mais il semble qu'elle soit plus efficace dans les cas d'anisme. La motivation du patient et du thérapeute, la fréquence et l'intensité du programme de rééducation ainsi que le soutien d'un psychologue semblent accroître les chances de succès.

Traitement chirurgical

Lorsque la constipation persiste, malgré un traitement médical très intense, le chirurgien envisagera une colectomie totale avec anastomose iléorectale. Le problème d'évacuation sera réglé, mais pas nécessairement les douleurs abdominales et le ballonnement.

LA DIARRHÉE[5]

Les principales causes de la diarrhée sont les virus (60 à 80 % des cas) et les bactéries contenues dans l'eau et la nourriture (surtout viande, fruits de mer, œuf, fromage et mayonnaise). Dans la restauration rapide (buffets, *fast-food*, stands dans les foires) les aliments sont manipulés, ce qui les infecte, et souvent réchauffés, mais pas suffisamment pour détruire les bactéries. Les garderies, les hôpitaux et les résidences pour malades chroniques présentent les plus grands dangers de contamination.

La chirurgie gastrique, qui entraîne une diminution de l'acide gastrique qui protège des bactéries, les antibiotiques et les antiacides au magnésium, sont également des causes. En général, les symptômes sont plus importants le premier jour et durent de trois à sept jours.

La diarrhée chronique est souvent causée par une inflammation de l'intestin ou du côlon, par une intolérance alimentaire ou par des parasites. Une chirurgie de la vésicule biliaire peut entraîner une fuite de la bile. Une des causes peut être également d'origine psychologique. Enfin, elle est courante chez les personnes souffrant du SII.

Comme l'indique le Dr Oppenheim, plus le trouble à l'origine de la diarrhée est près de l'anus, moins vous avez de temps pour répondre au besoin urgent.

Quand consulter?

- vous avez la diarrhée depuis plus d'une semaine;
- vous subissez une perte de poids;
- votre diarrhée est accompagnée de fièvre, de sang dans les selles ou de fortes crampes abdominales;
- vous constatez la présence de mucus (liquide transparent) ou de pus (perte épaisse jaune ou verte malodorante) dans vos selles;
- vous avez la bouche, les lèvres et la langue anormalement sèches;
- vous constatez une diminution du volume urinaire;
- vous êtes enceinte et vous avez un ou plusieurs de ces symptômes.

5   Michel Tulin, docteur, gastro-entérologue, Hôpital du Haut-Richelieu, Saint-Jean-sur-Richelieu; http://www.e-sante.fr

Catherine Feldman, docteure : http://www.e-sante.fr

Christine Collard, Quotipharm : http://www.quotipharm.com

L'examen médical

Un patient subira généralement un examen complet et le médecin pourrait demander des cultures de selles. Selon l'importance du problème, il pourra demander une prise de sang, plus rarement une rectoscopie, des radiographies et une biopsie intestinale dans les cas de diarrhée chronique.

Le bilan biologique permet de distinguer une diarrhée aiguë liée à une infection digestive d'une diarrhée chronique (malabsorption intestinale).

Selon la nature de l'anomalie recherchée, les examens suivants peuvent être demandés :

- pour les cas de diarrhées par malabsorption, le test de d-xylose, un sucre simple absorbé surtout dans le jéjunum, pourrait être pratiqué. Le test révèle la capacité d'absorption de la surface intestinale impliquée. Ceci aide à diagnostiquer une maladie cœliaque ou des stéatorrhées. Il en va de même pour le test de Schilling (absorption de la vitamine B12) qui révélera une malabsorption intestinale et aidera au diagnostic d'une maladie de Biermer;
- une coproculture révélera l'origine infectieuse (*Escherichia coli*, salmonelles, shigelles, campylobacter, etc.). Elle sera effectuée dans les cas de fièvre ou avec des selles sanglantes ou glaireuses;
- un examen parasitologique des selles sera effectué lors d'une diarrhée avec des nausées, des vomissements ou des douleurs abdominales, en particulier au retour d'un voyage.

Traitement habituel

Un antibiotique, un antidiarrhéique ou tout simplement une bonne hydratation suffisent habituellement. Si la déshydratation est sévère, accompagnée de fièvre et de sang dans les selles, le patient sera hospitalisé pour être réhydraté par voie intraveineuse.

Intolérance au lactose

Si c'est une intolérance au lactose qui cause une diarrhée chronique, il suffit d'éliminer les aliments concernés ou de consommer du Lactaid. Les produits laitiers pourront progressivement être consommés en petites quantités. Pour les jeunes enfants, il est possible de remplacer le lait par une formule à base de soja.

Diarrhée du voyageur

Selon la docteure Catherine Feldman, la diarrhée du voyageur est le plus souvent due à une infection : généralement par une bactérie (surtout *Escherichia coli*), parfois par un parasite (amibe, par exemple), rarement par un virus. C'est un des éléments qui les distinguent des diarrhées courantes en Europe occidentale, qui sont en général d'origine virale.

La transmission des microbes se fait le plus souvent par l'intermédiaire d'aliments souillés, préparés longtemps à l'avance et conservés dans des conditions précaires. La prévention est cependant difficile, car elle repose sur des règles d'hygiène alimentaire qu'il n'est pas toujours possible d'appliquer.

Beaucoup de voyageurs, avant de partir, demandent à leur médecin des antibiotiques qui leur éviteront la turista. On n'en prescrit pas d'emblée, à cause des effets secondaires et du danger de résistance bactérienne. Seuls les gens nettement plus à risque en auront besoin : les diabétiques qui prennent de l'insuline, les sidéens, ceux qui souffrent d'hypertension et qui prennent des diurétiques ou encore les gens porteurs de maladies inflammatoires chroniques de l'intestin comme la maladie de Crohn et la colite ulcéreuse.

Conseils pratiques

Boire beaucoup pour éviter la déshydratation (très important pour les jeunes enfants et les personnes âgées) : eau, jus, 7-Up dégazéifié ou préparation commerciale d'électrolytes (sels minéraux). Les boissons sucrées destinées aux sportifs fournissent des électrolytes et du sucre (qui aident les intestins à absorber les liquides). Vous pouvez aussi mélanger de l'eau bouillie (1 L), avec une pincée de sel et de bicarbonate, 30 ml du sucre et 120 ml de jus de pomme.

Mangez légèrement, un peu de tout, sauf des produits laitiers et des fibres. Toutefois, si vous avez de fortes crampes abdominales ou si vous vomissez, il vaut mieux jeûner, seulement boire et se reposer. Rester couché donne plus de temps aux intestins de faire leur travail. Lorsque vous irez mieux, recommencez à manger progressivement en choisissant des aliments faciles à digérer : soupes légères, bananes mûres, pain grillé. Préférez six petits repas à trois gros repas par jour. Évitez de boire du lait, du café, du thé, de l'alcool, du cola ou de l'eau du robinet. Ils stimulent les intestins. Éliminez les aliments contenant des hydrates de carbone en grande quantité, comme le pain, le son et les pâtes, ainsi que le chou et les légumineuses.

Si vous croyez que votre diarrhée provient d'un aliment que vous avez absorbé et que vous faites de la fièvre, ne prenez pas d'antidiarrhéique, tel que l'Imodium, sans avoir consulté un médecin. Cela risque de ralentir l'élimination des bactéries.

Pour éviter la diarrhée liée aux brûlures d'estomac, prenez des antiacides contenant de l'hydroxyde d'aluminium plutôt que ceux à base de magnésium.

Lavez-vous soigneusement les mains lorsque vous préparez les repas. Les infections parasitaires se transmettent aussi par les mains. Ayez également vos propres savons et serviettes.

Vous pouvez également recourir à des suppléments ou à des aliments probiotiques contenant des bactéries bénéfiques, comme le *lactobacillus*, identiques à celles naturellement présentes dans la flore intestinale. Elles sont supposées empêcher la prolifération de mauvaises bactéries. Certaines levures (*saccharomyces boulardii*) ont la réputation de prévenir les diarrhées postantibiotiques et les colites. Certaines préparations pourraient restaurer la flore microbienne intestinale (Bacilor, *Lyo-Bifidus*, Ultra-Levure, Lactéol Fort). Cependant, certains prétendent que la pasteurisation désactive ces bactéries dans les aliments.

La médication

La plupart des auteurs considèrent que la médication pour réduire la diarrhée est délicate et qu'il est préférable de consulter un professionnel de la santé. Même les médicaments en vente libre sont souvent contre-indiqués pour certains patients.

Agents intraluminaux adsorbants : l'attapulgite (Actapulgite), non offerte au Canada, ou d'autres argiles (diosmectite du Smecta) réduisent le nombre de selles et la durée d'un épisode diarrhéique. Elles ne réduisent pas la perte hydroélectrolytique, ce qui en fait souvent un traitement d'appoint.

Antibiotiques : largement utilisés lors de diarrhée aiguë provenant d'une infection bactérienne invasive ou de diarrhée chronique issue d'une anomalie intestinale non opérable (syndrome de l'anse borgne, diverticulose du grêle, etc.). Le choléra, une typhoïde, une shigellose, une salmonellose grave imposent ce traitement. Les tétracyclines traitent les formes aiguës sécrétoires, et les lactamines, les formes sanglantes. Plusieurs autres antibiotiques traitent d'autres problèmes spécifiques.

Antisécrétoires : le racécadotril (Tiorfan) est indiqué dans le traitement des diarrhées aiguës de l'adulte, mais n'est pas offert au Canada.

Antiseptiques intestinaux : traitent les amibiases (qui peuvent être toxiques pour le nerf optique) et les épisodes d'origine bactérienne aiguës en l'absence d'atteinte invasive.

Ralentisseurs de transit : les opiacés ralentissent le transit et régulent les échanges d'eau et d'électrolytes. Ils sont utilisés dans les diarrhées importantes (Arestal, Imodium, Imossel, etc.). De l'atropine est parfois associée à un ralentisseur du transit comme le diphénoxylate (Diarsed) de façon à exercer une activité antispasmodique et à limiter les douleurs.

LA GASTRO[6]

Selon la docteure Isabelle Hébert, la gastro-entérite, ce n'est pas une crise de foie. Il s'agit plutôt d'une affection très contagieuse qui touche souvent les écoles ou plusieurs membres d'une famille, particulièrement l'hiver. Les symptômes sont une diarrhée aiguë et des crampes abdominales, parfois accompagnées de nausée, de vomissement, de fièvre et de courbature.

Gastro d'origine virale : les mains sales

Les microbes, véhiculés par les matières fécales, se transmettent par les mains : toucher une poignée de porte ou un objet manipulé par d'autres comme de l'argent ou de la nourriture. Généralement, les enfants ne se lavent

---

6   Isabelle Hébert, docteure, E-santé : http://www.e-sante.fr

Article du docteur Mickael Bouin, *Le syndrome de l'intestin irritable : les pistes de recherche*, Du cœur au ventre, AMGIF, hiver 2006, p. 2 3.

pas suffisamment les mains (au moins quinze secondes à l'eau chaude) avant de passer à table.

Gastro d'origine bactérienne : les aliments

Moins fréquente mais plus sévère, la salmonelle, le germe le plus souvent incriminé, est présente dans les aliments (viandes, œufs, produits laitiers). En sont également responsables les colibacilles présents dans la viande et le lait.

La gastro d'origine virale guérit en quelques jours. Comme mentionné précédemment, un antispasmodique et un antidiarrhéique peuvent calmer les douleurs. Un régime antirésidus (sans fibres) est conseillé : pas de légumes ni de fruits crus, pas de lait ni de féculents, excepté le riz. Il faut boire beaucoup et ne pas hésiter à se soulager. Si les symptômes persistent (fièvre), consultez. Un bilan sanguin et une coproculture (examen des selles) révéleront la présence de l'agent coupable. Un antibiotique, un antispasmodique ou un probiotique (*lactobacillus casei, lactobacillus acidophilus*) peuvent être prescrits. Ces derniers reconstituent la flore intestinale.

Afin de prévenir la gastro, il faut se laver soigneusement les mains en sortant du cabinet d'aisances, avant de cuisiner et de passer à table ou à la collation. On ne doit pas réutiliser, sans les nettoyer, des ustensiles mis en contact avec de la viande, du poisson ou des œufs crus. Il est avisé de toujours laver les fruits et les légumes. Lorsque infecté, reposez-vous en évitant, bien sûr, les bisous!

Selon l'étude Gwee de 1999 sur 94 patients qui ont eu une gastro-entérite infectieuse d'origine bactérienne, 23 % des patients présentaient un SII après un an alors qu'ils n'en avaient pas auparavant. Plus la durée de l'infection est longue, plus les risques de développer un SII est grand. On estime que de cinq à quinze pourcent de l'ensemble des cas de SII sont des SII post-infectueux. On sait que de cinq à vingt pourcent des gastro-entérites bactériennes vont développer un SII dans les six mois à un an après l'infection. Cependant, la moitié des cas seront guérit du SII après six ans d'évolution.

LA MIGRAINE[7]

Moins de la moitié des migraineux seraient diagnostiqués, ce qui ramène à un tiers la proportion des sujets traités. Un test simple en trois questions a été mis au point récemment : le ID Migraine.

Les critères de l'*International Headache Society* ont été utilisés pour établir un premier questionnaire qui a été testé sur 450 patients. Par la suite, ceux-ci ont été soumis à une consultation auprès d'un spécialiste. La comparaison a permis d'éliminer les questions peu spécifiques, jusqu'à n'en conserver que trois :

1. Des maux de tête ont-ils limité vos activités pendant une journée ou plus au cours des trois derniers mois?
2. Avez-vous des nausées ou des douleurs à l'estomac lorsque vous avez des maux de tête?
3. La lumière vous dérange-t-elle lorsque vous avez des maux de tête?

Deux réponses positives à ces trois questions donnent une sensibilité de 81 % et une valeur prédictive de 93 %. Ce minitest apparaît suffisant pour porter un prédiagnostic. Il pourrait ainsi inciter les patients à consulter afin de bénéficier d'un traitement adapté.

Évidemment, ce test ne peut se substituer à la consultation d'un spécialiste. Il est intéressant de constater qu'un test d'une telle valeur prédictive comporte une question sur les nausées et les douleurs à l'estomac. Selon le docteur Stéphane Ledoux, le clinicien doit d'abord établir un diagnostic fiable. Il existe des critères internationaux pour chacune des céphalées primaires (sans lésion structurale) et secondaires. Ceux de la migraine sans aura, la plus fréquente, sont :

Au moins cinq crises antérieures dont :
1. des crises de 2 à 72 heures (lorsque sans traitement);
2. des crises comprenant aux moins deux de ces caractéristiques

7   Isabelle Eustache, docteure, E-santé : http://www.e-sante.fr

Article de Pierre-René de Cotret et de Marie-Michèle Mantha, M. Sc., Passeportsanté.net: http://www.passeportsante.net/fr/Maux/Problemes/Fiche.aspx?doc=insomnie_pm

Article du docteur Stéphane Ledoux, *La migraine : ce qu'il faut garder en tête*, Le Clinicien, mai 2004, p. 67 72. : http://www.stacommunications.com/journals/leclinicien/2004/May/PDF/067.pdf

(unilatéralité, pulsatilité, intensité de la douleur modérée à grave, aggravation par les activités physiques de routine);

3. des crises accompagnées d'au moins une nausée ou vomissements ou de photophobie ou phonophobie;

4. un examen clinique normal entre les crises.

La présence d'une aura n'est pas essentielle au diagnostic puisqu'elle est présente dans seulement 31 % des cas. Le clinicien devra distinguer ce type de migraine de la céphalée de tension épisodique qui nécessitera des soins différents.

La migraine constitue un phénomène global d'hypersensibilité sensorielle (au bruit, à la lumière, aux odeurs et aux mouvements de la tête). Cette hypersensibilité ne se retrouve pas dans la céphalée de tension.

La migraine est perçue aujourd'hui comme une dysfonction épisodique de certaines régions cérébrales d'origine génétique. Elle est donc une maladie chronique. Cependant, avec l'aide d'une approche pharmacologique ou non, elle peut être généralement contrôlée.

La migraine se distingue du mal de tête par sa durée, son intensité et par la présence d'autres symptômes. La douleur est souvent perçue comme un élancement ou des pulsations dans la boîte crânienne. Elle peut nuire à la vision et entraîner des nausées, des vomissements et des sueurs froides. Certaines migraines sont précédées d'auras, soit d'effets visuels qui peuvent prendre la forme d'éclairs, de lignes aux couleurs vives ou d'une perte de vue temporaire. La fréquence peut varier de quelques-unes par année à trois ou quatre par mois. Elles surviennent rarement chaque jour. On estime que 10 à 20 % de la population est touchée par la migraine.

Les mécanismes de la migraine

On connaît peu le mode de fonctionnement de la migraine. On croit qu'elle serait causée par un gonflement et une inflammation des vaisseaux sanguins qui enveloppent le cerveau.

Parmi les signes précurseurs on retrouvera de la difficulté à s'exprimer, des bâillements excessifs, une raideur au cou, des émotions à fleur de peau et une sensibilité accrue au bruit, à la lumière et aux odeurs.

Les gens dont les parents souffrent ou ont souffert de migraines ont plus de risques d'être touchés à leur tour. Chez la femme, on pense que les transformations hormonales pourraient avoir un effet déclencheur puisque les deux tiers de celles qui en souffrent les subissent pendant leurs menstruations. Les crises apparaissent généralement à la puberté et elles disparaissent souvent à la cinquantaine.

Plusieurs facteurs sont reconnus pour déclencher une crise de migraine. Ils varient d'une personne à l'autre. Chaque personne devrait apprendre à reconnaître les éléments qui déclenchent sa migraine. Les principaux déclencheurs sont le stress, la faim, la modification des habitudes de sommeil, la modification de la pression atmosphérique, la lumière vive ou les bruits forts, l'excès ou le manque d'exercice, le parfum, la fumée de cigarette ou des odeurs inhabituelles. Certains médicaments, dont les analgésiques, les contraceptifs oraux et l'hormonothérapie peuvent aussi en être la cause.

Environ 15 à 20 % des gens qui souffrent de migraine indiquent que certains aliments sont à la source de leurs attaques. Les aliments les plus souvent incriminés sont l'alcool, le chocolat, le yogourt, les aliments fermentés ou marinés, le glutamate monosodique, l'aspartame, la caféine ou un manque de caféine.

Prévention

Pour identifier les éléments déclencheurs on recommande de tenir un journal où l'on consignera les aliments consommés dans les dernières 24 heures, les symptômes, la situation psychologique, les conditions extérieures (lumière vive, bruits, etc.). On notera aussi les symptômes précurseurs, car leur présence facilitera le traitement.

Approches non conventionnelles

Le *biofeedback* et l'entraînement autogène se montrent parfois plus efficaces que certains médicaments pour prévenir les migraines. L'effet de la relaxation est reconnu par l'Association médicale canadienne. Une diète hypoallergénique, par l'élimination du lait de vache, du blé, des œufs et des oranges, s'est montrée efficace dans plusieurs cas.

Phytothérapie et supplément

Santé Canada autorise les allégations relatives à la prévention de la migraine rattachée à la grande camomille. Le pétasite s'est montré aussi utile, mais peu de données scientifiques confirment son effet.

Certaines études ont confirmé l'utilité du magnésium (trimagnésium dicitrate) pour diminuer significativement la fréquence et l'intensité des crises de migraine.

Traitements médicaux

Le migraineux typique recourt à l'automédication, sans soulagement spécifique ni durable, avec en plus le risque de contracter des céphalées d'origine médicamenteuse. Il serait donc préférable de consulter.

Tous les traitements, quels qu'ils soient, semblent plus efficaces si on les applique dès l'apparition des signes précurseurs. Ainsi, l'aspirine, l'ibuprofène (Advil, Motrin, etc.) et les anti-inflammatoires non stéroïdiens seront souvent suffisants pour casser une crise de migraine légère. Sinon, le médecin pourrait proposer des triptans (le rizatriptan, le naratriptan et le zolmitriptan). Ils miment l'action de la sérotonine et provoquent la constriction des vaisseaux sanguins. Un autre médicament, l'ergotamine (Ergomar, Cafergot), est aussi prescrit pour aider à diminuer les douleurs.

Les prophylactiques ont pour but d'empêcher une crise. Ils ne seront prescrits qu'aux gens qui souffrent de migraines fréquentes. Les médicaments les plus courants sont les bêta-bloquants et les inhibiteurs calciques, pour améliorer l'irrigation sanguine, les antidépresseurs tricycliques à faible dose et la vitamine B2.

Tout traitement symptomatique surutilisé (incluant les triptans) a tendance à aggraver la fréquence des céphalées. Elles peuvent induire une céphalée chronique quotidienne liée à la surconsommation médicamenteuse.

Conseils pratiques

En cas de crise, on conseille de s'allonger dans une pièce sombre et calme, de mettre une compresse froide sur son front, de se masser le cuir chevelu et d'exercer une pression sur ses tempes.

En ce qui me concerne, il me faut environ deux heures d'exercices d'évacuation afin de venir à bout d'une migraine. Il me restera un léger mal de tête ensuite, mais qui ne m'empêchera pas d'être actif, ni même de faire de l'exercice. De plus, cet exercice entraînera un meilleur sommeil, ce qui fait qu'au lendemain d'une migraine, je n'ai généralement plus mal à la tête. Bien que ce livre ne vise pas la migraine en particulier, il m'apparaît évident qu'il pourrait constituer la base d'un livre sur le sujet, puisque les exercices que je propose sont évidemment tout aussi inédits pour le traitement de la migraine.

L'ÉVANOUISSEMENT VAGAL[8]

L'évanouissement, ou syncope, est une perte de conscience causée par une baisse de l'apport sanguin, donc d'oxygène, au cerveau. L'état vagal en est la cause la plus fréquente. Il est dit vagal puisqu'il est lié à une stimulation excessive des nerfs pneumogastriques, lesquels commandent certains viscères, comme les poumons, les vaisseaux, le cœur ou l'estomac. Il résulte souvent d'un arrêt cardiocirculatoire ou d'un trouble du rythme cardiaque. Il s'accompagne d'un relâchement des muscles et d'une pâleur au visage. Il est souvent précédé d'une sensation de chaleur, de faiblesse, de sudation et d'un flou visuel. Plusieurs facteurs peuvent causer ce type d'évanouissement : des émotions fortes, une douleur intense, la chaleur, le fait de rester debout pendant une longue période, le stress, la fatigue ou la consommation d'alcool. Il n'y a généralement pas de traitement proposé pour l'évanouissement de type vagal.

Contrairement à la syncope provenant de malaises cardiaques, la syncope vagale est sans risque cardiaque. Selon une étude longitudinale américaine (Framingham) effectuée auprès de 8 000 participants et portant sur les causes des évanouissements, la cause est restée inconnue dans 36,6 %

---

8   *Guide familial des symptômes*, Éditions Santé et Fides, site de Famili-Prix Inc.: http://www.famili-prix.com

Philippe Presles, docteur, E-santé : http://www.e-sante.fr

des cas, l'état vagal en explique 21,2 %, les troubles cardiaques, 9,5 % et orthostatiques, liée à une hypotension, 9,4 %. Chez les sujets ayant fait une syncope cardiaque, le risque de décès a été multiplié par 2, celui d'infarctus ou de décès d'origine coronaire par 2,7 et le risque d'accident vasculaire cérébral par 2.

Conseils pratiques

Il est préférable d'étendre le patient et d'attendre qu'il se rétablisse avant de le relever. Chez une personne régulièrement atteinte, il est suggéré d'éviter la station debout prolongée, la chaleur, la déshydratation et les boissons alcoolisées.

Si vous êtes témoin d'un évanouissement, placez la personne sur le dos et surélevez ses jambes. Vous pouvez appliquer une serviette d'eau froide sur son front.

Il y aura urgence si la personne ne se réveille pas dans les deux à trois minutes qui suivent, si elle a des convulsions, des évanouissements à répétition, des douleurs à la poitrine, une paralysie d'un côté du corps ou un mal de tête intense.

Lorsque je souffrais d'indigestion aiguë, je m'évanouissais, ce qui ne se produit plus. Cependant, cela pourrait se reproduire si je mettais fin à mes exercices.

L'HÉMORROÏDE[9]

Les hémorroïdes correspondent à des varices (dilatation anormale, parfois permanente, des veines) situées autour de l'anus. Chez l'adulte, l'apparition d'hémorroïdes est assez courante. Selon le Dr Oppenheim, c'est une des rançons de notre station verticale. La constipation et une grossesse avancée les favorisent. Elles peuvent se situer à la partie haute du rectum (hémorroïdes internes) ou près de l'anus (hémorroïdes externes). Elles peuvent entraîner des douleurs intenses et parfois des saignements.

---

9   Isabelle Eustache, docteure, E-santé, 27 novembre 2000 : http://www.e-sante.fr

Article du docteur Philippe Presles, E-santé, 13 octobre 2004: http://www.e-sante.fr/

Jacques Rogé, professeur, *Le mal de ventre*, Éditions Odile Jacob, Paris, 1998; http://www.odilejacob.fr

Selon le Pr Rogé, plus de 70 % des sujets atteints du SII présentent ou ont présenté des manifestations anorectales, comme une émission de sang par l'anus, des hémorroïdes, des fissures anales ou du prurit (démangeaisons anales). Dans le cas de sang dans les selles, il faut immédiatement consulter. Le prurit peut avoir plusieurs causes : hémorroïdes extériorisées, fissures anciennes, certaines infections par *candida albicans*, des germes (streptocoques) ou simplement la présence régulière de selles molles. Il peut souvent être autoentretenu par grattage. Il faut s'assurer de la propreté de l'anus, quitte à s'essuyer après un gaz trop humide. Mais, il ne faut généralement pas trop s'essuyer afin d'éviter l'irritation cutanée. On peut utiliser un savon neutre (moins irritant) pour maintenir la région péri-anale parfaitement propre. Ceci préviendra une dermite des plis de l'anus, qui est la principale cause des prurits qui n'en finissent plus.

Des douleurs très vives

Lorsqu'elle est violente et insupportable, la douleur provient généralement de l'étranglement d'une veine qui forme une excroissance à l'extérieur de l'anus. La formation de caillots sanguins à l'intérieur de la veine peut également induire de vives douleurs (thrombose hémorroïdaire) avec un gonflement de la veine qui prend une coloration bleutée et devient dure au toucher.

Des saignements bénins mais gênants

Les saignements, ou rectorragies hémorroïdaires, sont dus à des lésions des petits vaisseaux sanguins qui irriguent l'anus. Déclenchés en allant aux selles, ils sont de couleur rouge vif et généralement peu abondants.

L'examen proctologique est essentiel

L'examen proctologique comprend un toucher rectal, l'examen du bord de l'anus et une anuscopie (examen de l'anus à l'aide d'un tube muni d'un système optique). Se contenter de prescrire ou de demander des médicaments n'est pas suffisant. L'anuscopie est indispensable, car toute anomalie au niveau de l'anus (saignements, douleurs, irritations, grosseurs) peut révéler de nombreuses maladies, dont certaines sont très graves, comme un cancer colorectal par exemple. L'examen permet d'établir un diagnostic précis et d'entreprendre rapidement une prise en charge adaptée, évitant l'aggravation et augmentant les chances de guérison.

Quand faut-il se faire traiter?

On doit traiter les hémorroïdes dès qu'elles entraînent une gêne importante avec douleurs et saignements abondants. Le médecin doit s'assurer qu'elles ne cachent pas d'autres affections sous-jacentes : maladies vénériennes ou cancer. Par la suite, si un traitement s'avère nécessaire, il faut savoir que les médicaments existent, mais qu'ils ont une efficacité modérée. Quant aux traitements ambulatoires (petites chirurgies : piqûres, ligatures), leurs indications sont limitées. Seule l'intervention chirurgicale peut guérir définitivement des hémorroïdes, mais il est préférable de choisir cette solution uniquement lorsqu'elles induisent des troubles importants.

La prise en charge médicamenteuse associe généralement plusieurs types de substances : des laxatifs contre la constipation, des anti-inflammatoires et des médicaments destinés à améliorer la circulation sanguine et la tonicité des veines. Cependant, des experts américains ont démontré que seul le Daflon, un médicament à base de flavonoïdes, est efficace. Il augmente la résistance des petits vaisseaux sanguins et le tonus des veines, ce qui réduit les saignements provoqués par la maladie hémorroïdaire.

Comme vous le savez, dans mon cas, j'ai résolu ce problème par des exercices de contraction de l'anus.

L'INSOMNIE[10]

L'insomnie se définit par un ensemble de troubles du sommeil qui donnent l'impression de ne pas avoir assez dormi ou de ne pas avoir dormi d'un

---

10   Article de Robert Dehin, Jocelyne Aubry et Marie-Michèle Mantha, M. Sc., Passeportsanté.net:
http://www.passeportsante.net/fr/Maux/Problemes/Fiche.aspx?doc=insomnie_pm

Article de Charles Ducroux, Le Quotidien du pharmacien, 28 septembre 2006 : http://www.quotipharm.com/journal/index.cfm?dnews=122998&newsId=23&fuseaction=viewarticle&DArtIdx=376351

Statistique Canada, Tjepkema M, *Insomnie, Rapports sur la santé*, vol. 17, no 1, novembre 2005, http://www.statcan.ca/Daily/Francais/051116/q051116a.htm

Article d'Adrienne Gaudet, M. D., Pierre Savard, M. D., et Pascale Brillon, Ph. D., Le sommeil de qualité ou suffisamment réparateur. On distingue généralement trois types d'insomnies que l'on classera selon le degré : l'insomnie aiguë, qui dure moins de deux semaines; l'insomnie subaiguë, qui dure entre deux semaines et six mois; et l'insomnie chronique, qui persiste plus de six mois. On distinguera les insomnies occasionnelles et transitoires, dont les causes sont facilement repérables, des insomnies chroniques. On peut éprouver des difficultés d'endormissement, des éveils nocturnes ou un réveil trop précoce. Outre la fatigue, la somnolence, l'irritabilité et des difficultés de concentration, l'insomnie est reconnue pour aggraver les problèmes digestifs, les migraines et les douleurs musculaires.

Parmi les causes, on retrouvera bien sûr l'ulcère gastro-duodénal et le reflux gastro-œsophagien, de même que la prise de certains médicaments excitants tels la cortisone, les bêta-bloquants et les antidépresseurs. Toutes les formes de stress peuvent stimuler le système d'éveil : bruit excessif, anxiété chronique, hyperactivité intellectuelle ou physique. Les soucis, des difficultés relationnelles, une dépression, un état maniaque, des phobies en sont également des causes possibles.

Quels sont les critères diagnostiques?

Votre médecin considérera qu'il y a insomnie si le temps pour s'endormir ou le temps passé éveillé après le début du sommeil est supérieur à trente minutes; que la durée totale de sommeil est inférieure à six heures et demie ou que le temps passé endormi est inférieur à 85 % du temps passé au lit. Ces difficultés doivent être présentes trois nuits ou plus par semaine et d'une durée supérieure à un mois. L'insomnie devra provoquer une détresse psychologique ou des difficultés sur le plan du fonctionnement social, familial ou occupationnel.

Selon Statistique Canada, un Canadien sur sept âgé de quinze ans et plus souffre d'insomnie sur une base régulière. Les insomniaques dorment six heures et demie par nuit en moyenne, soit une heure de moins que les sujets non troublés. Enfin, près du tiers des insomniaques ont recours à des médicaments pour dormir.

Clinicien, octobre 2002, pp 75-84 :http://www.stacommunications.com/journals/leclinicien/images/pdfoctclinicien/insomia.pdf

Phytothérapie

La phytothérapie est particulièrement riche en remèdes sédatifs existant sous de nombreuses formes. Tilleul et mélisse sont reconnus pour leurs vertus relaxantes. La mélisse est utilisée pour soigner les troubles légers du système nerveux, dont l'agitation et l'insomnie. La racine de valériane, de même que la camomille allemande, sont indiquées pour traiter l'agitation et les troubles du sommeil causés par la nervosité. Elles sont reconnues par l'Organisation mondiale de la Santé.

Dans le cas d'insomnie aiguë ou subaiguë, le traitement par les comportements appelés « contrôle des stimuli » est considéré efficace. Il s'agit de suivre scrupuleusement quelques consignes pendant au moins un mois : se lever à heure fixe, limiter la chambre aux activités sexuelles et au sommeil, ne pas rester éveillé au lit plus de vingt à trente minutes (se lever, faire une activité relaxante et retourner au lit lorsque l'on sent le sommeil nous regagner de nouveau), ne pas faire de sieste.

Médication

Si l'insomnie persiste, il faudra consulter. Des somnifères, généralement des benzodiazépines, pourront être prescrits. On ne peut les utiliser à long terme car ils provoquent une dépendance, de la tolérance et des symptômes de sevrage à l'arrêt, dont des troubles digestifs. Même un hypnotique plus récent comme la zopiclone, qui ne semble pas causer de phénomène de tolérance, de dépendance ou de difficultés sur le plan de la mémoire est un traitement recommandé pour l'insomnie transitoire et à court terme.

L'insomnie chronique requiert un traitement spécifique. En cas d'anxiété, de dépression ou de désordre psychologique, le médecin pourra prescrire des antidépresseurs qui soulageront l'insomnie. Il pourra aussi vous référer à un psychologue ou à un psychiatre. En cas d'insomnie provoquée par la douleur, le recours à des analgésiques est possible.

Conseils pratiques

On suggère de conserver une bonne hygiène de vie : éviter tous les excitants (café, thé, vitamine C, Coca-Cola), ne pas faire de repas copieux le soir et éviter l'alcool au dîner. Par contre, un repas riche en glucides, contenant de faibles quantités de protéines et de gras, faciliterait le sommeil en stimulant la production de mélatonine et de sérotonine (attention au déséquilibre acidobasique). L'exercice physique pratiqué dans l'après-midi favorise le sommeil, mais il faut l'éviter en soirée. Selon une étude de l'université Stanford (Californie), des adultes âgés de 50 à 76 ans souffrant d'insomnie modérée améliorent la qualité de leur sommeil en pratiquant régulièrement des exercices d'intensité moyenne. Les sujets actifs s'endormaient plus vite et dormaient plus longtemps que les sédentaires.

Des idées erronées de ce qu'est une mauvaise nuit de sommeil, des craintes exagérées vis-à-vis de son impact peuvent alimenter le cercle vicieux de l'insomnie. Il faudra établir un objectif réaliste et éviter certaines croyances irrationnelles (il faut absolument huit heures de sommeil, par exemple) et dramatiser les conséquences d'une mauvaise nuit.

L'insomnie résulte souvent de mauvaises habitudes. Il peut arriver que l'on se couche tard durant une certaine période. L'horloge biologique peut se désynchroniser. En provoquant une privation partielle du sommeil, on obtiendra un sommeil plus profond, plus régulier et de nouveau synchronisé avec les autres rythmes biologiques du corps.

On peut resynchroniser ces rythmes en se couchant et en se levant à heures fixes. Il faut définir adéquatement son besoin de sommeil et se coucher en fonction de l'heure où l'on doit se réveiller. C'est surtout elle qui régularise les rythmes biologiques. L'heure de se mettre au lit doit nous maintenir avec un léger manque de sommeil. Par exemple, se coucher à minuit et se lever à sept heures, si l'on a déterminé un besoin de huit heures de sommeil. Le sommeil sera généralement plus profond. Si l'on dort bien, se coucher quinze minutes plus tôt le soir pendant une semaine, puis ajouter quinze minutes supplémentaires la semaine suivante, jusqu'à ce que le nombre d'heures de sommeil requis soit atteint. Si l'on se sent en forme au réveil, c'est que le nombre d'heures allouées est suffisant. Inversement, si la qualité du sommeil se détériore, retarder l'heure du coucher de quinze minutes et maintenir cette routine. Si le sommeil ne vient pas, il vaut mieux se lever et s'occuper.

Évidemment, on peut alors relaxer, roter, s'étirer, faire des exercices respiratoires, etc. Comme vous le savez, particulièrement les troubles digestifs, surtout les gaz accumulés, troublent mon sommeil.

C) – AUTRES CAUSES DE MAL DE VENTRE

L'HYPOTHÈSE GÉNÉTIQUE[11]

Une étude anglaise a démontré que les patients souffrant de SII (21 % des cas) produisent généralement moins que la population normale (32 %) de l'interleukine 10, une substance anti-inflammatoire. En 2006, en Norvège, une étude sur des jumeaux a montré que la concordance pour le SII chez les jumeaux du même œuf est de 22 % alors qu'elle est de 9 % chez les jumeaux d'œuf différent. Il est donc possible de retrouver une plus forte occurrence de cas de SII dans les familles où le SII est déjà présent.

L'ALIMENTATION

Pour ce qui est des flatulences, il est reconnu que l'air avalé n'en est pas la seule cause. Elles proviennent aussi de la fermentation dans le gros intestin d'aliments qui ne sont pas digérés dans l'estomac et dans le petit intestin. En effet, certains résidus de repas, telles les fibres végétales, ont besoin des enzymes de la flore bactérienne qui produisent une fermentation, et donc, des gaz. Les fibres solubles, présentes entre autres dans les pommes, les fruits des champs, les agrumes, l'avoine, le psyllium, les choux de Bruxelles et le maïs, peuvent provoquer des flatulences si l'on en consomme de grandes quantités. Il faut également éviter de consommer trop de fibres insolubles (son de blé, par exemple). Elles peuvent de plus déshydrater le gros intestin et constiper.

Il faut en général réduire la consommation d'aliments gazogènes, comme les oligosaccharides ou les légumineuses (pois chiches, haricots rouges, etc.). En effet, les humains ne disposent pas d'enzymes pour décomposer le raffinose et la stachyose contenus dans les fèves. De plus, certains légumes se digèrent difficilement (chou, brocoli, oignon, navet, radis, maïs, etc.). Il en va de même pour les boissons gazeuses, quoique les gaz qu'elles provoquent partent par éructation et dans la circulation sanguine. Elles ne provoqueraient donc pas de flatulences.

Les aliments contenant des amidons et du sucre se digèrent mal et nourrissent les colonies bactériennes qui produisent des gaz dans le gros intestin. Les principaux sucres incriminés sont le lactose, le fructose et le sorbitol. Si

---

11   Article du docteur Mickael Bouin, *Le syndrome de l'intestin irritable : les pistes de recherche*, Du cœur au ventre, AMGIF, hiver 2006, p. 3.

peu absorbés par la paroi du petit intestin, ils poursuivront leur chemin jusqu'au gros intestin où ils rencontreront les bactéries qui émettront du CO_2, de l'hydrogène et du méthane. Le fructose se retrouve dans les jus de fruits, les boissons gazeuses, les pommes, les poires, la confiture et le chocolat; et le sorbitol, dans les bonbons, la prune et certaines préparations, dont plusieurs médicaments. Enfin, le lactose, que l'on retrouve dans les produits laitiers, ne peut être digéré par près de 20 % de la population des pays occidentaux qui n'a pas l'enzyme (lactase) nécessaire à sa digestion. Ce taux peut atteindre 80 % chez les personnes de race noire, asiatique ou amérindienne. La malabsorption de lactose entraînera diarrhée, crampes abdominales ballonnements, flatulences, etc. Elle peut survenir dans un intestin normal ou à la suite d'une infection, telle la maladie cœliaque. Cependant, à l'exception du cottage, la plupart des fromages contiennent peu de lactose : mozzarella, cheddar, brie, bleu, suisse, etc. Lors de la consommation de produits laitiers, on peut utiliser les comprimés ou les gouttes de lactase (Lactaid, par exemple) vendus en pharmacie, ou bien acheter du lait réduit en lactose (Lactaid, Lacteeze, par exemple).

Certaines personnes digèrent mal le gluten ou l'amidon contenus dans les farines et souffrent davantage de flatulences (voir le chapitre sur la maladie cœliaque). Les pains, les pâtes et les céréales sont à éviter; sinon, faire comme je le fais, en réduire la consommation. Il faut surtout surveiller si le fabriquant a ajouté du gluten à sa recette (comme dans les baguels par exemple) ou s'il a utilisé du blé d'hiver, plus riche en gluten. Il semble que le riz est une exception et ne cause généralement pas de problème.

Les matières grasses sont reconnues pour ralentir la digestion, ce qui favorise la fermentation. Il est donc important de réduire la consommation de viandes grasses, de sauces grasses, de fromages contenant plus de 20 à 25 % de matières grasses (M. G.), de graisses cuites, de fritures, de lard, de saindoux, de pâtisseries, etc. Par exemple, les croissants et les muffins contiennent à la fois une bonne quantité de gras, de sucre et de céréales. Ils peuvent donc être particulièrement « explosifs ».

En général, on s'entend pour souligner que ce ne sont pas tous ces aliments qui peuvent occasionner des malaises chez les colopathes. La plupart des aliments peuvent être consommés en faible quantité afin que le système digestif s'y familiarise. Cependant, il faut éviter de les consommer en combinaison avec le sucre, notamment pour les légumineuses et les produits à base de farine.

Votre diététiste peut suggérer un menu moins gazogène et, votre médecin, des médicaments contre la douleur ou pour accroître la motilité. Les aliments peu gazogènes sont les œufs, le poisson, la viande rouge, l'asperge, l'avocat, les agrumes, le raisin, les olives, les tomates et le yogourt. Marcher, faire de l'exercice, renforcer les abdominaux et s'hydrater suffisamment favorisent la circulation des gaz. Enfin, il faut se soulager lorsque le besoin se fait sentir.

Si vous pratiquez régulièrement les exercices d'évacuation des gaz, il sera moins important de modifier radicalement vos habitudes alimentaires. Puisqu'il est relativement impossible de cesser d'avaler de l'air, les exercices d'évacuation s'imposent, particulièrement si les flatulences vous font souffrir. Et, comme dirait C. F. Mercier de Compiègne, « sentez bien mon raisonnement », ma devise est : Un gaz libéré ne fait plus mal!

Traitements pharmacologiques

L'huile de menthe poivrée (Colpermin) réduirait les douleurs abdominales et les ballonnements. Un enrobage entérique semble préférable afin qu'elle agisse dans les intestins. Le Colpermin n'est plus commercialisé au Canada, mais demeure offert dans certains pays d'Europe.

La dicyclomine (Bentylol), un antispasmodique, permet de soulager le météorisme. Elle occasionne des effets indésirables comme de la constipation, de la sécheresse buccale, des étourdissements, de la somnolence, des troubles de vision et des nausées. Elle est cependant reconnue pour être très efficace contre les symptômes de ballonnement. J'ai utilisé ce produit pendant plusieurs années. À mesure que mon état s'est amélioré, j'ai pu cesser cette médication.

L'enzyme a-d-galactosidase (Beano) peut être essayée, mais son efficacité demeure controversée. Il y a également le siméthicone que l'on peut prendre jusqu'à un maximum de 540 g par jour. Il semblerait diminuer la pression à la surface des bulles de gaz. Il devient donc utile uniquement lorsque le passage des gaz est douloureux. Votre pharmacien pourrait conseiller le charbon activé, mais son efficacité n'est pas démontrée et il peut nuire à l'absorption de médicaments. Enfin, le sous-salicylate de bismuth (Pepto-

Bismol) agirait sur les composés à base de souffre qui sont la cause des fortes odeurs. Cependant, les interactions médicamenteuses liées à ce médicament devraient en limiter l'utilisation.

L'ACIDITÉ[12]

Notre organisme a une tendance naturelle à pencher vers l'acidité ou l'alcalinité. On mesure l'acidité sur une échelle de 1, le plus acide, à 14, le plus alcalin; 7 étant l'équilibre. Le corps possède un système tampon : si notre système est acide, par exemple, il puise des minéraux alcalins (calcium, magnésium, potassium et sodium) dans ses réserves tissulaires afin de rétablir l'équilibre. À terme, cela peut amener une déminéralisation.

Le manque de minéraux alcalins ou une trop grande acidité provoque une digestion incomplète des graisses, des sucres et des protéines dans le duodénum qui fonctionne en milieu alcalin. La digestion doit se faire plus profondément dans les intestins où un processus de putréfaction provoque des gaz odorants, de la constipation et des selles nauséabondes. Inversement, trop d'alcalinité provoquera des ballonnements et la diarrhée souvent persistante (mon cas).

Les principaux facteurs d'acidification sont l'alimentation, la respiration courte, le stress et le manque d'activité physique. En effet, les reins et les poumons, responsables de l'élimination de l'acidité, sont stimulés par des respirations profondes, le calme et de l'exercice. Les dérivés d'aspirines, la morphine et les anti-inflammatoires non stéroïdiens (AINS) peuvent acidifier le terrain.

En général, les légumes foncés et colorés sont alcalinisants parce qu'ils sont riches en calcium, en magnésium et en potassium. Les fruits secs non sulfurés, les avocats, les pommes de terre, le lait, le maïs, le soja et ses dérivés et les fruits doux (bananes, melons, poires, pêches, pommes) sont aussi alcalinisants. Le sucre, les viandes (protéines), certains fruits (groseilles, framboises, fraises, citrons, oranges, pamplemousses, kiwis, tomates), le vinaigre, le yogourt et les fromages sont acidifiants.

Selon Hélène Baribeau, nutritionniste, il existe également des plantes qui peuvent

---

12   Hélène Baribeau, M. Sc., Dt. P., nutritionniste, Guide ressources, novembre 2000, p. 24-27.

favoriser un retour à l'équilibre. Dans le cas d'une trop grande acidité, les fleurs d'achillée, d'avoine, de camomille; les feuilles de framboisier, de luzerne, d'ortie, de prêle, de salicorne et les algues marines en général peuvent aider. Pour faciliter la digestion, il y a les graines d'anis, d'aneth, de coriandre; les feuilles d'estragon, de mélisse, de menthe, d'origan, de thym ou de romarin et les racines d'acore, d'angélique, de chicorée, de gingembre ou de rhubarbe. Enfin, pour une reminéralisation, il y a les feuilles d'avoine, de blé, de luzerne, d'orge, d'ortie, de persil, de pissenlit, de prêle; les racines de bardane, de chiendent, de pissenlit, de salsepareille, les fruits et graines de cassis, épine-vinette, framboises, groseilles, mûres, myrtilles; les gousses d'ail et les algues marines. Pour moi, les principaux bienfaits de ces produits proviennent de l'eau chaude, qui hydrate et décontracte l'estomac, et le temps que l'on s'accorde à les préparer et à les prendre.

Pour vérifier l'équilibre acidobasique, il suffit de prendre le pH de l'urine avec un papier réactif. Les compagnies qui fournissent des tests d'urine et celles qui offrent des suppléments alimentaires pour rétablir l'équilibre acidobasique ont tendance, selon moi, à exagérer les posologies afin de vendre plus de produits; qu'elles vendent d'ailleurs à fort prix. Les compagnies Kami Santé, comme Biosana qui fournit des tests d'urine, suggèrent l'une des suppléments, l'autre des tests trois fois par jour sur une période de trois semaines. C'est, selon moi, beaucoup trop. Par exemple, je possède un système alcalin et, pour rétablir mon système, il me suffit de boire un ou deux verres de jus de pamplemousse et de réduire la consommation d'aliments alcalins, ceux à base de farine notamment. Généralement, en une seule journée, j'arrive à rétablir mon équilibre acidobasique, et ce, de façon vérifiée par les papiers réactifs. Comme l'alcalinité chez moi provoque beaucoup de gaz, je devrai aussi pratiquer davantage mes exercices d'évacuation.

Notons que cette hypothèse du déséquilibre acidobasique et son lien avec la production de gaz ne sont pas reconnus par la médicine.

LES ALLERGIES ALIMENTAIRES[13]

Selon le docteur André Caron, l'incidence des vraies allergies alimentaires est mal connue; les estimations varient de 0,3 à 7,5 % chez les enfants et décroît avec l'âge.

La pathologie alimentaire se divise en plusieurs sections. D'abord, il y a

---

13   André Caron, M. D., Le Clinicien, octobre 1995, vol. 10, nos 10-11.

les maladies nutritionnelles associées à une surcharge alimentaire (obésité, intoxication à la vitamine A) ou à un déficit (marasme, déficit vitaminique). Ensuite, on retrouve la réaction alimentaire indésirable : l'intoxication (effet direct d'un aliment, d'un additif alimentaire ou d'un contaminant alimentaire); l'intolérance, qui implique plusieurs réponses physiologiques anormales chez un individu prédisposé; l'allergie alimentaire ou toute réaction d'hypersensibilité occasionnée par un aliment. Enfin, on retrouve la fausse allergie alimentaire qui peut être due à une infection, mais qui ressemble à une intoxication ou à de l'intolérance.

Quatre catégories d'aliments peuvent provoquer des allergies alimentaires : animale, végétale, les additifs et les contaminants. Chaque catégorie peut être divisée en groupes, dont certains comptent plusieurs aliments composés de molécules antigéniques (qui provoquent la création d'antigènes). Certains aliments et pollens provoquent la création des mêmes antigènes : le pollen d'herbe à poux avec le melon et la banane, le pollen d'armoise avec le céleri, le pollen de bouleau avec la pomme, par exemple.

Les aliments les plus souvent impliqués dans les réactions allergiques immédiates sont les arachides, les noix, les œufs, le lait, le soja, les poissons, les fruits de mer, les bananes et le poulet. Les molécules alimentaires antigéniques sont en général des glycoprotéines ayant un certain poids moléculaire (de 10 000 à 40 000 daltons) et sont partiellement résistantes à la chaleur et aux enzymes (protéolytiques).

Peu d'aliments connus ont été étudiés au point de vue de leurs molécules antigéniques. Parmi les aliments les plus étudiés, on retrouve le lait, les œufs, les arachides et les poissons. Parmi les 25 protéines du lait, la bêta-lactoglobuline est la plus allergène et son antigène est peu altéré par la chaleur. Viennent ensuite la caséine, qui est insensible à la chaleur, la lactalbumine et les protéines sériques bovines qui sont sensibles à la chaleur (albumine et globuline). La pénicilline ou d'autres substances ajoutées peuvent contaminer le lait et provoquer des réactions chez certaines personnes.

L'ovalbumine et l'ovomucoïde sont les principaux antigènes du blanc d'œuf, dont l'antigénicité résiste à la cuisson. La conalbumine est également antigénique. Quoique rare, l'allergie aux protéines du jaune d'œuf peut se manifester chez certaines personnes.

Les arachides semblent posséder plusieurs molécules antigéniques dispersées dans l'arachin et la conarchin, deux globulines majeures de l'arachide. L'antigénicité persiste, même si on les fait rôtir.

La principale composante allergisante des poissons est l'allergène M, une parvalbumine qui contrôle le passage du calcium dans les cellules. L'antigène II, qui résiste également à la chaleur, semble être l'allergène majeur chez la crevette et les crustacés.

l'intestin du nouveau-né est très perméable aux macromolécules antigéniques, mais cela diminue rapidement après la naissance. Une macromolécule antigénique doit faire face à plusieurs mécanismes de défense avant de pouvoir atteindre la muqueuse digestive. Par la suite, une molécule peut avoir accès aux cellules lymphoïdes ou à la circulation veineuse et se rendre au foie.

Pour qu'un individu développe une réponse immunologique à une certaine molécule, il faut qu'il possède les gènes qui permettent cette réponse et qu'il soit exposé à l'antigène en question. La dose d'antigène, la voie d'exposition, la période et la durée d'exposition ou encore la présence d'une maladie infectieuse, peuvent modifier la réponse immunologique.

On croit que la majorité des réactions allergiques aux aliments sont reliées aux réactions impliquant les immunoglobulines E (IgE). Ces réactions provoquent notamment une vasodilatation périphérique, une augmentation de la perméabilité capillaire et la contraction de certains muscles lisses (surtout au niveau des bronches).

En général, les vraies allergies alimentaires sont rares. On rencontre plutôt des *intolérances alimentaires* (termes que l'on devrait utiliser au lieu d'*allergies*) ou des troubles digestifs fonctionnels dont on voudrait bien attribuer la cause à un aliment particulier. De là à chercher l'aliment fautif ou le régime miracle, il n'y a qu'un pas.

L'INTOLÉRANCE ALIMENTAIRE[14]

L'intolérance est une réaction anormale qui découle de l'ingestion d'un aliment (fromage, extrait de levure, avocat, banane, ciboulette, framboise,

---

14   Article de Jacinthe Côté, diététicienne, *Une allergie que l'on appelle "intolérance"*, Le

cassis, gingembre, amande, abricot, orange, miel, olive, tomate, noix de cajou) ou d'une boisson (café, chocolat, thé, boissons gazeuses avec caféine, vin rouge). Elle peut également provenir de certaines épices (cari, paprika, thym, romarin, origan, cumin, graine de moutarde, anis, sauge, poivre de Cayenne, cannelle, aneth, épices de Jamaïque) et de certains additifs alimentaires (tartrazine, benzoate de sodium, sulfites, glutamate monosodique, aspartame).

Les symptômes, qui n'impliquent pas le système immunitaire, apparaissent habituellement plusieurs heures après l'ingestion, et leur intensité est généralement proportionnelle à la concentration de l'agent irritant présent et à la quantité consommée. Les personnes souffrant d'intolérance peuvent souvent supporter une certaine dose avant de réagir. Les symptômes se manifestent surtout sur la peau et dans la bouche, la gorge, l'estomac et le tube digestif. En comparaison, les allergies alimentaires impliquent une réponse du système immunitaire, et même une minime ingestion de l'aliment impliqué provoquera une réaction. En cas d'intolérance, l'aliment fautif peut souvent être identifié par élimination. Il s'agira d'en réduire l'apport.

LE GLUTAMATE MONOSODIQUE[15]

Des chercheurs japonais ont découvert un récepteur spécifique au glutamate (ou *umami*) sur notre langue. Jusqu'à présent, il était admis que toutes les saveurs résultaient de la perception du salé, du sucré, de l'acide et de l'amer. Par contre, 15 % des gens ne peuvent reconnaître le goût particulier du glutamate. Une quantité impressionnante d'aliments et d'additifs alimentaires en contiennent. Commercialisé également sous le nom d'Accent, il est un sel naturel que l'on retrouve dans les tomates, le lait et les champignons. En général, le corps humain en contient environ 12 g.

Bien que non démontré scientifiquement, le glutamate peut provoquer des réactions chez 1,8 % de la population. Des patients se plaignent de migraine, d' arachin aiguë, de sensations de brûlures à la nuque, aux avant-

---

Soleil, 20 mars 2005, p. A 13.

15   Marie-Claude Messely, Centre de santé publique de la région de Québec : http://ecoroute.uqcn.qc.ca/envir/sante/1_m10.htm

Extraits de *Dossier Pollution*, Éditions du jour, par Marcel Chaput : http://fapel.org/frali5.htm

Dietary Management of Food Allergies Intolerances, 1997, p. 191-3, The Inside Tract, The Northwestern Society of Intestinal Research, no 130, mars-avril 2002, p. 8-9.

bras et à la poitrine associées à des rougeurs et à de la chaleur au visage, ou encore des nausées, de l'oppression, des fourmillements et des vertiges qui surviennent de quelques minutes à une heure après l'ingestion. Il peut également indisposer les asthmatiques, provoquer l'irritabilité, la dépression, la paranoïa, l'incohérence verbale. Puisqu'il est beaucoup utilisé dans les mets chinois préparés, on nomme ces réactions « syndrome du restaurant chinois ». Le glutamate se métabolise très rapidement dans le sang. Comme l'alcool favorise une absorption rapide des aliments, les symptômes sont généralement plus rapides et intenses lorsqu'il lui est associé.

En 1969, le docteur John W. Olney de l'université de Washington rapporta qu'il provoquerait, en certains cas et à certaines concentrations, une nécrose aiguë des cellules nerveuses de souris de laboratoire. Les fabricants de produits alimentaires pour bébés l'éliminèrent alors des préparations. En général, cependant, l'industrie présume qu'aux concentrations normalement utilisées, il est inoffensif chez l'adulte. En cas de réaction, cependant, il est recommandé d'en limiter l'ingestion et d'en diluer la concentration en buvant beaucoup d'eau. Puisque je réagis assez vivement au glutamate, je pratique avec succès ces dernières recommandations.

LE DIVERTICULE[16]

La sigmoïdite aiguë diverticulaire est une complication rare chez les personnes porteuses de diverticules. La chirurgie et l'alimentation ont généralement un rôle à jouer dans le traitement et la prévention.

La diverticulose, c'est-à-dire être en présence de diverticule, touche environ 5 % des gens de quarante ans, 30 % des gens de soixante ans et 65 % des gens de quatre-vingts ans. Ce sont de petites hernies (diverticulose) sur la paroi du côlon qui peuvent s'engorger ou créer de l'inflammation. S'il y a complication, les diverticules provoquent hémorragie ou infection (sigmoïdite). Il s'agit de la principale cause de saignement. Ceux-ci cessent généralement après quelques jours. L'inflammation est souvent douloureuse

---

16   Renaud Leberherr, E-santé : http://www.e-sante.fr

Didier Loiseau, docteur, *La diverticulose*, Erda.

Divers auteurs, *Les maladies de l'appareil digestif*, Clinique Mayo, Lavoie et Broquet, p. 163 171.

Article du docteur Pierre Poitras, gastro-entérologue, Du cœur au ventre, AMGIF, vol. 4, no 4, hiver 2004.

et accompagnée de fièvre. Si elle persiste, elle peut évoluer vers une péritonite ou une perforation. Ce sont surtout les patients relativement jeunes (moins de cinquante ans) qui ont le plus de complications.

Il ne faut cependant pas les confondre avec les polypes qui poussent à l'intérieur du côlon et qui peuvent se transformer en cancer. Contrairement aux diverticules infectés, les polypes ne sont pas douloureux. Seule la coloscopie permet de les diagnostiquer.

L'absence relative de fibres dans l'alimentation des sociétés occidentales favorise la diverticulose. Une alimentation pauvre en fibres diminue le volume et l'hydratation des selles, qui progressent difficilement et déstabilisent la motricité du côlon. Il se crée ainsi des zones d'hyperpression favorisant l'apparition de diverticules. En l'absence d'inflammation, un régime riche en fibres associé à une hydratation suffisante diminue le risque de diverticules. Ceci permet de diminuer la pression interne du côlon. Si ces diverticules sont enflammés ou infectés, il vaut mieux diminuer le volume des selles afin de reposer le côlon. Un régime sans fibres dit « sans résidus » est alors conseillé. À noter que les craintes associées à l'ingestion de pépins, qui provoqueraient l'inflammation en s'insérant dans les diverticules, ne sont pas fondées scientifiquement.

En cas de sigmoïdite aiguë, l'opération d'urgence est rare. Les antibiotiques associés à une diète complète de quelques jours fait généralement passer l'infection. Il vaut mieux opérer une fois l'infection passée, au besoin. Il se peut qu'un traitement antibiotique dure près d'un mois ou que l'on fasse des ponctions d'abcès intra-abdominal sous contrôle de *scanner*. Il y a évidemment des cas d'infection qui nécessitent une opération d'urgence, ou lorsqu'une perforation est suspectée.

Un premier examen est une radio du côlon après un lavement par un produit visible aux rayons X. L'autre examen est une coloscopie, qui permet de découvrir d'autres pathologies comme des polypes ou un début de cancer. En urgence, on peut passer un *scanner* qui permet de voir les lésions infectieuses (abcès). Les récidives sont souvent plus graves et peuvent exiger une opération d'urgence.

L'HELICOBACTER PYLORI[17]

L'infection par les *helicobacter pylori* (Hp) survient lorsqu'une personne boit de l'eau ou consomme des aliments contaminés par des excréments humains contenant cette bactérie.

On estime que de 50 à 80 % des adultes dans le monde sont porteurs d'*Hp* à 25 ans et que 60 à 70 % le sont après soixante ans. L'*Hp* pénètre la muqueuse gastrique pour éviter les effets néfastes de l'acide gastrique. Seulement 15 % des patients infectés présentent un ulcère duodénal. À l'inverse, 90 à 95 % des patients présentant un ulcère duodénal et environ 70 à 80 % des patients ayant un ulcère gastrique sont infectés; les autres ulcères gastriques étant souvent causés par les anti-inflammatoires non stéroïdiens (AINS). L'*Hp* peut également provoquer des lymphomes gastriques de type B qui peuvent être traités en éliminant la bactérie. Les cas de dyspepsie fonctionnelle et de reflux gastro-œsophagien ne semblent pas liés à l'*Hp*.

La bactérie produit de l'uréase qui transforme l'urée en ammoniac, élevant ainsi le pH du milieu ambiant. L'uréase exerce une action cytotoxique qui entraînerait des lésions des cellules épithéliales. Elle produit également du CO_2 par son action sur l'urée naturellement présente dans l'estomac. Une fois installée, l'*Hp* élabore des protéines pour mobiliser et activer les cellules inflammatoires.

Environ 50 % des patients souffrant d'un ulcère peptique présentent des brûlures épigastriques qui durent plusieurs semaines, entrecoupées de périodes d'au moins un mois sans aucun symptôme. Ainsi, la recherche de l'*Hp* doit se faire seulement chez les patients dont les symptômes sont suffisamment importants pour justifier des repas barytés ou un examen endoscopique. Plusieurs tests existent pour déceler la présence de la bactérie : endoscopie avec biopsie, sérologie (goutte de sang) et le test respiratoire à l'urée qui est très utile pour évaluer s'il y a récidive (l'*Hp* produit de l'uréase).

---

17   Articles de Robert Bailey, M. D., de Naoki Chiba, M. D., de Keith G. Tolman, M. D., de Richard N. Fedorak, M. D., de Stephen Wolman, M. D., de Stepen Sontag, M. D. et de Pamela Rose, RN, B. Sc., Le Clinicien, STA Communications, supplément novembre 1995.

Chrystian Dallaire, M. D., *Helicobacter au pylori*, Le Clinicien, STA Communications, vol. 1, no février 1996, p. 114-129.

Bernard Edmond-Jean, M. D., *Helicobacter pylori et ulcères gastro-duodénaux*, Le Clinicien, STA Communications, vol. 11, no 12, décembre 1996, p. 63-78.

L'endoscopie permet en outre de vérifier l'état de la muqueuse afin de détecter la présence notamment de lymphomes. Le test à l'uréase est cependant plus rapide.

En 1992, le Dr Naoki Chiba indiquait dans l'*American Journal for Gastroenterology*, que la monothérapie éradiquait la bactérie dans 18,6 % des cas, dans 48,2 % des cas pour la thérapie double et dans 82 % des cas pour la thérapie triple. D'autres études ont démontré que la thérapie quadruple donnait des résultats de près de 95 %. Le traitement pour éradiquer l'*Hp* doit généralement être appliqué à tout patient ulcéreux. Voici différentes thérapies proposées (généralement d'une durée de sept jours) :

Tableau IV		
Technique de relaxation et de réduction de la douleur		
Nom du traitement	**Médicament**	**Taux de succès**
Triple thérapie avec inhibiteur de la pompe à protons (approche européenne)	Oméprazole avec clarithromycine et métronidazole ou amoxicilline	85 à 95 %
Triple thérapie au bismuth (approche américaine)	Bismuth avec tétracycline ou amoxicilline et métronidazole	85 à 90 %
Quadruple thérapie	Oméprazole avec bismuth et tétracycline et métronidazole	95 %

Le recours à la chirurgie est rare dans le cas d'un ulcère duodénal non compliqué. Par contre, en présence d'une hémorragie importante ou d'une perforation, elle sera indiquée. Avec la possibilité réelle de la découverte d'un vaccin, cette maladie pourrait devenir rare dans le monde occidental.

LES MALADIES INFLAMMATOIRES

Avant de parler de maladies inflammatoires, mentionnons l'étude du D^r O'Sullivan[18] qui a démontré que les mastocytes, des cellules inflammatoires,

---

18   Les information de ce paragraphe proviennent d'un article du docteur Mickael Bouin, *Le syndrome de l'intestin irritable : les pistes de recherche*, Du cœur au ventre, AMGIF, hiver 2006, p. 2 3.

étaient plus souvent présentes dans le côlon des patients avec SII que chez les sujets normaux. Le Dr Salvik de Nouvelle-Zélande a confirmé ces résultats sur 77 patients atteints de SII en 2000, en plus de trouver d'autres cellules inflammatoires chez la moitié d'entre eux (lymphocydes dans la muqueuse) et des neutrophiles (40 % des cas). Selon l'étude de Bearcroft en 1998, il y a une plus abondante sécrétion de sérotonine chez les patients souffrant de SII avec diarrhée, notamment après les repas. La sérotonine a une forte influence sur la sécrétion, la motricité et la sensibilité digestive. Par ailleurs, une étude anglaise a démontré que les patients souffrant de SII produisent généralement moins que la population normale de l'interleukine 10, une substance anti-inflammatoire.

Ulcère et anxiété[19]

Depuis quelques années, les ulcères gastro-intestinaux étaient soignés en portant principalement l'attention sur l'*helicobacter pylori*. Aujourd'hui, la cause de cette affection est également abordée sous un angle psychologique. Les troubles de l'anxiété et l'ulcère semblent effectivement liés.

Cette relation a été constatée chez plusieurs personnes âgées de 15 à 54 ans. Les auteurs d'une recherche ont constaté un lien dose-réponse. Le mécanisme n'a certes pas été élucidé, mais diverses hypothèses ont été proposées : l'anxiété influence le développement de l'ulcère; ou inversement, l'ulcère générerait un trouble anxieux; un facteur environnemental ou génétique gouvernerait ces deux maladies.

Mais au final, les chercheurs semblent plutôt considérer qu'une personne an-xieuse aurait tendance à évoquer plus facilement des symptômes associés à l'ulcère gastro-duodénal. L'anxiété généralisée semble affecter la réponse immu-nitaire de l'organisme à l'infection par les bactéries, dont l'*Hp*. Même si cette étude présente des limites, elle suggère néanmoins d'envisager une double prise en charge des patients, combinant des traitements anti-infectieux et des anxio-lytiques.

---

19   Isabelle Eustache, docteur, E-santé, d'après un article de Renée D. Goodwin, Psychosomatic Medicine, novembre-décembre 2002.

La maladie cœliaque[20]

Le Dr Sanders et ses collègues ont réalisé une étude chez 300 patients souffrant du SII. Ils leurs ont appliqué systématiquement une procédure diagnostique pour la maladie cœliaque (anticorps gliadines IgG et IgA, anticorps anti-endomysiaux). Les résultats ont été comparés à 300 sujets sains. Ils ont de plus pratiqué une biopsie chez ceux démontrant la présence d'anticorps. Au total, 66 patients avaient des anticorps positifs et quatorze, ou 4,7 %, la maladie cœliaque. Des 52 autres patients, neuf ont été perdus de vue ou ont refusé la biopsie et les 43 restants avaient une muqueuse duodénale normale. Seulement deux des 66 possédant des anticorps avaient la maladie. Les auteurs concluent que le SII est significativement associé à la maladie cœliaque. Dans ces circonstances, les médecins pourraient suggérer l'investigation de la maladie cœliaque pour les personnes souffrant du SII. Par ailleurs, étant donné le nombre élevé d'entre elles présentant des anticorps spécifiques à la consommation de gluten, elles auraient avantage à tester une diète sans gluten ou du moins en réduire sensiblement la consommation, ce que je fais.

La maladie cœliaque amène une malabsorption d'aliments provoquée par une inflammation et même la disparition des villosités dans la muqueuse de l'intestin grêle. Sans ces villosités, le corps ne peut absorber plusieurs nutriments nécessaires. Les patients présenteront des symptômes de diarrhée, de gaz abdominaux et de ballonnement, une fatigue fréquente, une perte de poids, un arrêt de croissance chez les enfants et une ostéoporose précoce. La maladie peut s'accompagner de changements d'humeur, de douleurs articulaires, de crampes musculaires, d'éruptions cutanées, d'abcès buccaux, de picotements dans les jambes et d'engourdissements.

La maladie est occasionnée par la toxicité du gluten, et plus particulièrement par l'un de ses peptides, l'alpha-gliadine. Cette découverte provient de chercheurs des universités de Stanford et d'Oslo qui ont pu isoler le peptide dont l'action spécifique de déclenchement de la réponse immune est démontrée chez les

---

20   Science, 297 : 2275-9, 2002 : http://www.sciencemag.org

E-santé : http://www.e-sante.fr

Wahnschaffe Gastroenterology 2001;121:1329-1338 et Sanders DS et coll. Lancet 2001; 358 : 1504-8, revue médicale en ligne Agora : http://www.agora.fr

Divers auteurs, *Les maladies de l'appareil digestif*, Clinique Mayo, Lavoie et Broquet, chap. IX, p. 149-161 : www.broquet.qc.ca

patients souffrant de la maladie cœliaque. Ils ont de plus découvert que la peptidase, une enzyme digérant certaines protéines, pourrait traiter la maladie cœliaque causée par la gliadine, une partie du gluten. Le Dr Khosla et ses collègues ont exposé la gliadine à diverses enzymes *in vitro* sur des tissus de rats et d'humains. Il faudra cependant plusieurs années avant que des suppléments de peptidase puissent traiter les patients souffrant de la maladie cœliaque, si ces expériences s'avèrent concluantes chez les humains.

En général, le diagnostic sera confirmé par un test sanguin appelé « anticorps antitransglutaminase ». Actuellement, le seul traitement efficace contre la maladie est un régime sans gluten. La guérison complète exige généralement plusieurs mois et même parfois de deux à trois ans. Une étude française a montré qu'en moyenne seulement 10 % des aliments en épicerie n'en contiennent pas. Selon la Clinique Mayo, voici les aliments exempts de gluten : abats, beurre, margarine, huile végétale, café, épices, fines herbes, fromage, fruits, lait, légumes, légumineuses, maïs, œufs, poivre, pomme de terre, riz, sel, soja, sucre, thé et tisane, tofu, viandes, volailles, poissons, crustacés, mollusques, vin, porto, cidre, saké, yogourt (sauf ceux contenant de l'amidon).

Selon une étude parue dans le journal *Wahnschaffe Gastroenterology* (2001; 121 : 1329-1338), près du tiers des patients souffrant du SII avec diarrhée démontrent une intolérance au gluten semblable à ceux souffrant de la maladie cœliaque. Sous régime sans gluten, les symptômes diarrhéiques et biologiques ont cependant moins diminué chez les patients souffrant d'intestin irritable qui ne présentaient pas les signes biologiques de maladie cœliaque.

On peut donc conclure que plusieurs patients souffrant de SII devraient envisager, du moins tester, une diète à faible teneur en gluten. Ceci s'éloigne de façon marquée des régimes alimentaires canadien et américain qui recommandent des produits contenant du gluten en quantité relativement importante. Au cours des prochaines années, on pourrait voir apparaître la production de pains à base de blé, de triticale, de seigle, de kamut ou d'épeautre qui seraient tolérables. Ces pains auraient leur gluten prédigéré par des bactéries lactobacilles spécifiques. En attendant les comprimés de peptidase, un test diagnostique de la maladie cœliaque chez les patients souffrant du SII pourrait s'avérer utile afin de déterminer si la diète sans gluten leurs est appropriée.

La maladie de Crohn[21]

Chaque année, deux nouveaux cas de maladie de Crohn s'ajoutent aux vingt à quarante personnes malades sur cent mille habitants. La maladie se rencontre plus souvent dans les populations blanches originaires d'Europe ou d'Amérique du Nord. Elle touche généralement les personnes, hommes et femmes, entre 15 et 35 ans. Bien que non associée au SII, la maladie de Crohn peut cependant sévir de façon concomitante.

La maladie de Crohn se caractérise par une inflammation chronique du système digestif. Les cas se divisent en plus ou moins trois tiers : ceux qui n'ont que le gros intestin touché, ceux qui n'ont que le petit, et ceux qui ont l'ensemble de l'intestin affecté. Cependant, la maladie peut atteindre également la partie haute du système digestif. Elle provoquera alors des nausées, des vomissements et des douleurs au creux de l'estomac (épigastralgies). L'inflammation auto-immune se manifeste par des diarrhées et des douleurs abdominales, souvent accompagnées d'une perte de poids, d'une fatigue, de fièvre et de douleurs rectales. Évoluant par poussées, cette maladie peut mener à des ulcères.

En 2004, une étude a démontré qu'une micobactérie (*mycobacterium avium subspecies paratuberculosis*) est associée à la maladie. Les auteurs ont constaté que la bactérie est présente chez la moitié des patients atteints de la maladie de Crohn et 20 % des sujets victimes de colite hémorragique alors qu'elle était absente chez les sujets témoins. Ces résultats, bien que préliminaires, laissent espérer qu'un traitement antibiotique pourra éventuellement traiter la maladie.

En général, la paroi de l'intestin est atteinte par endroits. Si elle est atteinte dans toute son épaisseur, elle se fissure et s'ulcère, ce qui provoque les saignements. Les zones touchées se cicatrisent et deviennent fibreuses, ce qui

---

21   Article *L'origine bactérienne se confirme*, E-santé, par le docteur Philippe Presles, 6 octobre 2004, d'après Naser S. A. et coll., The Lancet, 2004, 364 : 1039-1044.

S. B. Hanauer, *Maladies inflammatoires de l'intestin*, In Nennett J.-C. et coll. « Cecil – Traité de médecine interne » – 1re éd. fra., Flammarion, Médecine-Sciences, Paris, 1997 : 707-715.

Traitement des maladies inflammatoires de l'intestin, « GNP – Encyclopédie pratique du médicament 2000 », Éditions du Vidal°, Paris, 1999, p. 616-620.

Divers auteurs, *Les maladies de l'appareil digestif*, Clinique Mayo, Lavoie et Broquet, p. 129 148.

réduit la capacité à absorber les aliments et peut provoquer un rétrécissement de l'intestin.

Une diète appropriée est essentielle : alimentation pauvre en fibres (légumes et fruits fibreux), notamment en cas de diarrhée, et faible en gras; surveillance des apports en vitamines.

Au fil du temps, de nombreuses complications surviennent. Les plus fréquentes sont les occlusions intestinales (dues aux rétrécissements) et les cancers digestifs (notamment du côlon), ce qui justifie des coloscopies relativement fréquentes. L'analyse du sang et une radiographie de l'intestin grêle et du côlon servent également au diagnostic.

Le traitement permet de calmer les symptômes, mais pas de guérir la maladie. Ils utilisent essentiellement de la mésalazine en suppositoires ou en lavements (Pentasa, Rowasa) et des dérivés de la cortisone, sous forme de lavements (Betnesol, Rectovalone) ou de mousse rectale (Colofoam, Proctocort), ou par voie générale (par la bouche ou en injections). Dans certains cas, le traitement par la cortisone doit être permanent. On utilise également des immunosuppresseurs, efficaces dans certains cas. Évidemment, les antidiarrhéiques, les laxatifs, les analgésiques et les suppléments de fer ou vitaminiques sont régulièrement utilisés.

Un patient sur deux est opéré pour enlever une portion plus ou moins importante de l'intestin en raison de poussées très fréquentes et mal contrôlées par les médicaments, de saignements trop abondants, d'une occlusion intestinale ou d'une menace d'occlusion, d'une suspicion de cancer, etc. On estime que 50 % des patients opérés doivent subir un jour une seconde opération, et ainsi de suite.

Mais au bout du compte, il semble que l'efficacité des traitements locaux (mésalazine et cortisone) ainsi que les progrès de la chirurgie ont permis d'augmenter l'espérance de vie des malades atteints de maladie de Crohn. Enfin, si l'hypothèse de l'infection bactérienne se confirme, un traitement par antibiotique pourrait constituer une option prometteuse.

Le cancer de l'estomac[22]

Le cancer de l'estomac est rare et l'incidence n'est pas associée au SII. Ce cancer peut être soigné lorsque la tumeur est encore superficielle. La chirurgie reste le premier traitement indiqué. Les facteurs de risque sont le sel et les nitrites. Il semble que certains cancers découlent d'une infection à l'*helicobacter pylori*.

Seule une chirurgie d'une grande partie de l'estomac permet une guérison. La chimiothérapie sert de traitement palliatif ou pour diminuer la tumeur afin de permettre une chirurgie.

Contrairement au cancer de l'œsophage, celui de l'estomac ne gêne pas l'ingestion des aliments au début de son développement. Les premiers signes sont la présence d'un ulcère, qui peut être douloureux ou saigner, et l'amaigrissement. Le gastro-entérologue examinera l'estomac par une fibroscopie œsogastrique. Un prélèvement indiquera la présence de tissus cancéreux. Un *scanner* de l'abdomen révélera si le cancer a envahi les ganglions et les organes voisins, et s'il y a présence de métastases au foie.

Les tumeurs bénignes et malignes du côlon[23]

Les tumeurs bénignes du côlon sont principalement des polypes ou saillies dont la taille varie de 2 mm à plusieurs centimètres. Il en existe deux types : le polype hyperplasique qui ne se cancérise jamais et l'adénomateux qui peut se transformer en cancer. En France, de 5 à 10 % des gens de plus de 45 ans présentent des polypes adénomateux dont 5 à 10 % dégénèrent. Ils sont la cause de 75 % des cancers du côlon. Il s'écoule en moyenne de cinq à dix ans avant qu'un adénome devienne malin. Le cancer du côlon touchera environ 5 % de la population.

Il n'y a pas de lien entre le SII et le cancer du côlon. Certains indices lors de l'investigation feront soupçonner ce type de cancer : douleurs récentes,

22   Renaud Guichard, docteur, E-santé : http://www.e-sante.fr
23   Extraits d'un article du magasine virtuel français Médisite : http://www.medisite.fr/

Philippe Presles, docteur, E-santé, mentionnant l'article *Cancer Epidemiology, Biomarkers & Prevention*, 13 : 1253-1256, 2004; Journal of the National Cancer Institute, 2004, 96 : 1015-1022.

Article du Dr Pierre Poitras, gastro-entérologue, Du cœur au ventre, AMGIF, vol. 4, no 4, hiver 2004.

changements dans les habitudes des selles, surtout après cinquante ans, sang dans les selles. Comme tous les cancers, il est divisé en quatre stades. Le premier est petit, limité à l'intestin, sans ganglion ou métastase. Il est guérissable à 100 % par chirurgie. Le dernier impliquera une atteinte des organes situés à distance, tel le foie. À ce stade, seulement 5 à 15 % des patients pourront être sauvés après cinq ans, d'où l'importance d'un diagnostic précoce.

Le rôle de l'hérédité dans certaines formes de cancer colorectal est suspecté depuis longtemps. Une étude suédoise effectuée auprès de plus de dix millions de personnes a confirmé que les frères et sœurs d'une personne atteinte de ce type de cancer ont jusqu'à sept fois plus de risques d'en développer un. Il ne faut pas oublier que les facteurs environnementaux sont importants. À titre d'exemple, une étude internationale a démontré que la consommation de produits laitiers réduit le risque d'être atteint de ce type de cancer. Les cellules qui tapissent les parois du tube digestif sont les premières à entrer en contact avec les aliments et ont la caractéristique de se renouveler rapidement, d'où un risque important de formation de polypes, lesquels peuvent parfois se transformer en tumeur maligne. Selon une équipe de chercheurs anglais, 80 % des cancers digestifs seraient attribuables à une mauvaise alimentation. L'existence d'une maladie inflammatoire de l'intestin et certaines habitudes alimentaires semblent en accroître l'occurrence.

Les polypes sont rarement symptomatiques, sauf quand ils sont gros. Des saignements par voie basse (rectorragies) ou des douleurs abdominales peuvent alors survenir. Lors d'un examen clinique, le médecin palpe les aires ganglionnaires et effectue un toucher rectal qui révélera un polype ou un cancer du rectum. L'analyse des selles relèvera les traces de sang. Il recourra ensuite à la coloscopie afin de voir la tumeur et d'effectuer une biopsie. Elle permet la plupart du temps une ablation endoscopique du polype. À partir d'un certain âge, il faut consulter un médecin en présence de rectorragies. Il ne faut alors pas se contenter d'un diagnostic d'hémorroïdes.

Le pronostic de cancer est fonction du stade de découverte de la maladie. Un polype enlevé par voie endoscopique est considéré comme guéri. Un cancer découvert à un endroit localement limité est plus facile à soigner. Les cas de polype et de cancer nécessitent une surveillance régulière du côlon.

Les cancers digestifs sont aussi faciles à prévenir en adoptant une alimentation riches en fruits et légumes, en folates (acide folique ou vitamine B9), en acides gras polyinsaturés et en flavonoïdes (antioxydants). Cependant, une revue récente de la littérature contredit l'effet préventif des fibres alimentaires.

La coloscopie est l'examen le plus précis. Elle permet généralement le traitement immédiat et est bonne pour une dizaine d'années. Cependant, cet examen est relativement dispendieux et les listes d'attentes sont longues, du moins au Canada. On l'effectuera cependant en présence de sang dans les selles, d'un historique familial incriminant et en cas de doute après cinquante ans. On pourra également pratiquer un lavement baryté ou une sigmoïdoscopie, moins coûteux, mais également moins précis. En cas de doute persistant, on devra pratiquer la coloscopie de toute façon.

D) – HYPOTHÈSES RÉCENTES

L'AUTRE CERVEAU

Le système nerveux central[24]

Le système nerveux central (SNC) joue un rôle important dans l'équilibre du système digestif. Il peut nous informer d'un besoin urgent, mais il nous aide également à nous retenir afin d'atteindre un endroit propice pour se soulager. Durant un stress, il influence le système digestif par son action sur les hormones et les neurotransmetteurs. Chez certains, il influencera l'estomac, chez d'autres, ce sera une accélération (diarrhée) ou un ralentissement (constipation) de la motilité intestinale. Les gens qui souffrent du SII réagissent plus rapidement et avec plus d'intensité au stress. Si ces symptômes s'accompagnent de douleurs, on parlera d'hypersensibilité. Normalement, c'est le système nerveux autonome qui gère les organes internes. Une de ses parties, le système nerveux entérique, longe en effet les tissus des organes de la digestion.

De plus en plus de chercheurs considèrent que les troubles chroniques du système digestif résultent d'une interaction complexe entre la sensibilité, le système nerveux autonome, la motilité intestinale et le SNC. En près de trente ans de pratique, Pierre Pallardy a développé et pratiqué sur lui-même

---

24   Participate, International Foundation for Functional Gastrointestinal Disorders (IFFGD), vol. 7, no 2, été 1998, p. 1-5, vol. 9, no 4, hiver 2000, et vol. 11, no 1, printemps 2002.

Pierre Pallardy, *Et si ça venait du ventre?* Robert Laffont, S. A., Paris, 2002, 257 p.

et ses patients des techniques (voir le chapitre sur l'approche de Pierre Pallardy) afin de ramener une communication harmonieuse entre les deux cerveaux, celui du ventre et celui du cortex cérébral.

Des recherches semblent en effet démontrer que le système digestif est de plus en plus comparable, structurellement et neurochimiquement, à un second cerveau. Il produit de 70 à 85 % des cellules immunitaires de l'organisme, des cellules dites « interstitielles » qui jouent un rôle dans le fonctionnement des muscles. Il abrite un réseau complexe de neurotransmetteurs, de neuromodulateurs et de molécules identiques à celles du cerveau (sérotonine, mélatonine, acétylcholine, épinéphrine, nétrine, etc.). Selon le docteur Mickael D. Gershon de l'université Columbia, auteur du livre *The Second Brain*, nos deux cerveaux, celui de la tête et celui du ventre, doivent coopérer, sinon il y a chaos dans le ventre et misère dans la tête. Il a notamment découvert que les éléments constitutifs de la maladie d'Alzheimer et de la maladie de Parkinson se retrouvent également dans le système digestif.

Parfois, un désordre psychologique, comme un trauma, une dépression, un trouble panique ou un trouble alimentaire, provoque des troubles semblables au SII. Des chercheurs ont remarqué depuis longtemps que certains antidépresseurs réduisaient l'hypersensibilité des voies digestives. À faible dose, ils sont maintenant prescrits chez de nombreux patients souffrant du SII. Aux États-Unis, on utilise des antidépresseurs pour traiter le SII depuis plus de trente ans. On croit que certaines personnes ont des cellules nerveuses relativement résistantes à la norépinéphrine et à la sérotonine. À terme, on en retrouve moins dans les cellules, ce qui provoque des dépressions et une plus grande sensibilité à la douleur. Bien que plusieurs types d'antidépresseurs aient été utilisés pour traiter le SII, on recourt plus fréquemment aux médicaments qui affectent les inhibiteurs de sérotonine comme le Prozac, le Luvox ou le Paxil. Ce type d'antidépresseurs sert également à traiter les troubles anxieux, la compulsion obsessionnelle et les cas de chocs post-traumatiques.

En 1987, le Dr Greenbaum et ses collègues démontrèrent que les antidépresseurs aidaient les cas de SII, même ceux sans trouble psychique. Le Dr Richard O. Cannon avait découvert qu'un autre type d'antidépresseur, l'imipramine, soulageait les cas de dysmotilité œsophagienne (douleurs dans la poitrine qui n'ont pas une origine cardiaque). Le Dr M. Handa et ses collègues coréens ont découvert que le Paxil soulageait également ces cas. Aujourd'hui, c'est surtout au Québec et en France que l'on retrouve une des plus fortes proportions de prescriptions d'antidépresseurs dans les pays occidentaux.

Il existe plusieurs types de sérotonine : le 5-HT1 et le 5-HT2 concentrés dans le cerveau et le 5-HT3 et 5HT4 qui se retrouvent principalement au niveau des intestins. Les recherches portent aujourd'hui sur des médicaments qui auront un impact sur ces types de sérotonine et sur le traitement du SII sans qu'ils fassent partie de la catégorie des antidépresseurs. C'est le cas du Zelnorm, surtout prescrit aux femmes, qui agit au niveau d'un type particulier de récepteur à la sérotonine (type 4). Il est aussi prescrit aux hommes souffrant de constipation chronique et de SII avec constipation.

En général, les patients craignent de « suivre » une prescription d'antidépresseurs pour soulager le SII. Il y a la reconnaissance de l'aspect déprimant du SII qui est difficile; et le risque d'accoutumance qu'il faut gérer de près. Les antidépresseurs doivent s'inscrire dans une démarche détaillée de traitement du SII en collaboration avec un professionnel de la santé.

Lorsque d'autres approches ont échoué, une psychothérapie, associée ou non à une médication, peut réduire les symptômes du SII. Les thérapies les plus utilisées sont celles de type cognitif, celles traitant d'événements externes dérangeants, celles améliorant les conditions de vie ou aidant à gérer les symptômes les plus importants. Les techniques pour gérer le stress, la relaxation et l'hypnose sont également réputées pour réduire l'intensité et l'occurrence des troubles digestifs. Pratiquer la respiration ventrale qui sollicite à la fois le cerveau (volonté) et la décontraction du ventre (l'autre cerveau) est sans doute une avenue intéressante et peu coûteuse pour aider à harmoniser les deux cerveaux.

La douleur chronique

Même si la douleur chronique n'est pas un élément diagnostique du SII, la plupart des sondages montrent qu'environ 60 % des patients indiquent qu'elle fait partie de leurs symptômes. La plupart de ces patients ont une grande sensibilité viscérale. Pourtant, la douleur associée aux TDF est généralement plus diffuse qu'une douleur musculaire ou une blessure superficielle, par exemple. Les recherches sur la douleur chronique indiqueraient qu'il s'agit d'une pathologie du système nerveux et d'une réponse inadéquate du cerveau et de la moelle épinière.

La douleur est un élément de notre survie. Elle nous avertit d'une blessure, nous permet de nous éloigner du danger (réflexe de retrait), nous force à nous reposer (pour nous soigner ou laisser la douleur s'estomper), à nous protéger (pour ne pas empirer une blessure), à fuir le danger et même à avertir les autres d'un danger (cri). La base physiologique sous-jacente à une douleur normale semble la même que pour la douleur chronique. Une personne souffrant de douleur chronique aura l'impression de sentir une blessure constante.

Selon le docteur Bruce D. Naliboff, la douleur chronique, de plus de six mois, affecte de trente à cinquante millions d'Américains. C'est la douleur qui est la principale raison de consulter. Or, le Dr John Liebeskind de l'université de Californie à Los Angeles (UCLA) est l'un des premiers chercheurs à démontrer que la douleur persistante nuit au système immunitaire. Des animaux à qui l'on avait inoculé un cancer vivaient plus longtemps si on leur administrait de la morphine afin de diminuer la douleur.

Les recherches sur la douleur associée aux TDF couvrent deux grandes avenues : une modification cellulaire de la paroi gastrique et intestinale et un problème de modulation des échanges du système nerveux dans la communication de la douleur. Ces avenues sont les mêmes que pour la recherche sur la douleur chronique.

La médication pour soulager la douleur chronique obtient de bons résultats dans certains domaines comme la migraine et dans les cas de douleur associée à de l'inflammation. Plusieurs médicaments contre la douleur sont dérivés d'antidépresseurs ou d'anticonvulsants. Cependant, la douleur chronique doit souvent être traitée par des narcotiques ou des opiacés dont le corps devient tolérant et qui créent de la dépendance. Ces médicaments doivent être bien gérés afin d'éviter une constante augmentation des doses et d'assurer la fonctionnalité du patient.

Selon le Dr Naliboff, une approche active (exercices, prise d'information, prévention d'une éventuelle détérioration) semble généralement donner de meilleurs résultats qu'une approche passive ou dépendante vis-à-vis du médecin. Le patient doit davantage porter attention aux sources de stress (fatigue, irritabilité, insomnie, perte de concentration et d'intérêt). Il doit également entreprendre une technique de relaxation, faire des exercices réguliers et développer une attitude positive mais réaliste. Par exemple, le patient doit éviter les scénarios catastrophiques. Lors d'une période difficile, il peut se rappeler qu'il en a déjà vécu et qu'il a passé au travers, ou chercher de nouvelles options pour se soigner. Les efforts doivent porter sur ce qu'il peut changer ou influer. En ce sens, s'assurer de bonnes conditions de sommeil s'avère prometteur. Afin d'éviter la tendance à l'isolement, il doit s'efforcer de participer à des activités sociales même si le goût n'y est pas. Il peut y chercher un soutien ou des références insoupçonnées. Il peut également recourir aux médecines douces. Cependant, peu d'études scientifiques en ont démontré indéniablement l'efficacité. Une consultation en clinique spécialisée dans la gestion de la douleur chronique peut s'avérer également un investissement nécessaire dans les cas de douleurs chroniques.

La marque des traumatismes[25]

Le docteur Ghislain Devroede, chirurgien colorectal et professeur à l'Université de Sherbrooke depuis plus de trente ans, est l'un des premiers à relier la colopathie fonctionnelle et l'abus sexuel, notamment en bas âge. Il mentionne qu'il est un spécialiste du *fondement*, terme dérivé de l'ancien français pour désigner le périnée. Selon lui, les interactions entre les fonctions urinaires, sexuelles, reproductives et digestives sont innombrables et leur complexité est sous-estimée puisque l'approche scientifique du fondement s'est faite en pièces détachées. Le Dr Devroede a aussi le mérite d'avoir développé une « vision intégrée du ventre, du fondement et leurs interactions avec la psyché et le passé » (p. 13). Selon lui, l'approche médicale et chirurgicale est inefficace pour traiter les TDF. Il note que « seule la psychothérapie conduit à une réduction de la douleur, du ballonnement abdominal et de la diarrhée » (p. 20). Son argumentation concernant la malheureuse opposition entre les approches psychologique, physiologique ou scientifique est très enrichissante.

Dans son livre intitulé *Guérir le stress, l'anxiété et la dépression sans médicaments ni psychanalyse*, le docteur David Servan-Schreiber, psychiatre, développe

---

25   Ghislain Devroede, *Ce que les maux de ventre disent de notre passé*, Paris, Payot, février 2003, 311 p.

David Servan-Schreiber, M. D. et psychiatre, *Guérir le stress, l'anxiété et la dépression sans médicaments ni psychanalyse*, Robert Laffont, Paris, 2003, 302 p.

avec précision la notion de cerveau émotionnel. Celui-ci a une architecture, une organisation cellulaire et des propriétés biochimiques différentes du néocortex, la partie particulièrement développée du cerveau chez l'humain. Le cerveau émotionnel contrôle le bien-être psychologique et une grande partie de la physiologie du corps. Les désordres émotionnels sont la conséquence de dysfonctionnement de ce cerveau qui a pour origine des expériences douloureuses du passé. Ces expériences continuent de contrôler notre ressenti et notre comportement. La tâche du psychothérapeute est de reprogrammer le cerveau afin qu'il soit adapté au présent au lieu de répéter les ajustements relatifs au passé. Les méthodes qui passent par le corps influent directement sur le cerveau émotionnel, contrairement au langage ou à la raison envers lesquels il se montre imperméable. Il ajoute que le cerveau émotionnel possède des mécanismes naturels d'autoguérison. La section ci-après intitulée « Autres exercices » décrit des techniques servant à rapprocher et à harmoniser le cerveau émotionnel et le néocortex.

Lors des visites, le Dr Devroede remarque soigneusement les mots, les gestes, le regard et les émotions exprimées par les colopathes. Par exemple, il note le ton de la voix du patient, une diarrhée verbale, une constipation muette, des bégaiements, etc. Il observe les comportements inadéquats, qui cachent souvent un agenda ou une souffrance secrète. Il demande également aux patients s'ils ont des phobies. Les phobiques constipés, par exemple, présentent souvent un haut niveau d'hystérie. Il se rapprochera du patient, parfois jusqu'à le toucher. Les personnalités hystériques supportent mal la proximité ou le toucher.

Il soupçonne plusieurs colopathes de « somatiser » leurs émotions, surtout la colère, plutôt que de la « mentaliser », exprimant ainsi une dissociation de la personnalité. Pour expliquer pourquoi les colopathes semblent sous-estimer l'importance des événements désagréables, il suppose qu'au lieu de se mettre en colère et d'en gérer les conséquences, ils contractent leur côlon, « expression » qui a l'avantage d'être réversible. Il explique qu'il y a quatre façons de nous exprimer lorsque nous vivons une chose intense. Idéalement, c'est par la parole, par l'émotion et par les larmes que nous y parvenons. Si la parole fait défaut, c'est le corps qui parlera de manière dissociée. Cependant, la personne n'assume pas ainsi de façon constructive les événements déclencheurs, ni ses émotions. Elle peut se sentir victime, donc passive, par rapport à ce corps qui s'exprime à sa place et qui lui fait vivre tant de soucis. Le patient peut développer une dépendance aux médicaments ou aux médecins.

Devant le patient, le médecin surveillera attentivement une situation de transfert contre lequel les médecins ont appris à se prémunir en conservant une attitude froide ou distante. Le Dr Devroede tentera plutôt d'aider le patient à réaliser à quel point ses TDF peuvent être reliés à un trouble de la personnalité. Il se montrera réceptif à la colère du patient, sans se sentir impliqué, ce qui est très difficile pour le soignant. L'expression verbale de la colère dénotera alors un progrès. Cette approche est pourtant délicate dans le monde d'aujourd'hui. « Les médecins du corps ne tendent plus à aborder les problèmes de la psyché [...] la laïcisation nous a fait basculer d'une culture de la faute, où les hommes tombaient malades pour avoir péché contre Dieu, à une autre culture, tout aussi imprégnée de projections, celle du préjudice où, si le soigné ne va pas bien, c'est la faute du soignant. Quant aux psychiatres, ils recourent de plus en plus à un emplâtre chimique pour colmater les brèches où surgit la souffrance, en visant le fonctionnel plutôt que l'existentiel, et le court terme plutôt qu'un processus de guérison à long terme » (p. 272-273).

Lors de mon analyse, j'ai constaté que la colère est souvent un ramassis, du moins une tentative d'expression, d'émotions difficiles que je préférais ignorer. Si la colère est mauvaise conseillère, en analyser les causes peut s'avérer particulièrement révélateur. Selon l'auteur, les personnes souffrant d'anisme représentent un cas type de dissociation. Une constipation par anisme provient du fait que le patient à la fois pousse pour déféquer et se contracte le périnée pour ne pas le faire. « Il s'agit de la signature corporelle fonctionnelle d'un processus de dissociation » (p. 33).

Il en va de même pour la respiration. Selon lui, les sujets qui ont été abusés n'ont pas d'ampleur à leur respiration (respiration thoracique). D'autres auront tendance à hyperventiler lors d'un examen endoscopique. Il proposera à certains patients de le regarder sans cesse dans les yeux et de respirer à son rythme, qu'il ralentira le plus possible tout en augmentant l'ampleur et la profondeur, comme pour ma technique de respiration. Lorsqu'il a l'intuition que le patient est prêt à exprimer une émotion cachée, il lui suggère d'accroître au maximum son rythme respiratoire, comme cela est utilisé dans les techniques de cri primal ou de respiration holotropique. Les convulsions et les syncopes (choc vagal) sont ainsi évitées, et le patient, au lieu de vivre une crise d'angoisse et d'hyperventilation, lâchera souvent prise et vivra une libération émotionnelle et un soulagement très profonds.

Son livre traite longuement des divers types de « karma ». Il se réfère à plusieurs livres, études et cas bien documentés. Il y a par exemple les colopathes ou les patients qui subissent un événement traumatisant ou une intervention chirurgicale à intervalles réguliers. Il peut s'agir d'une opération ou d'une crise à leur anniversaire de naissance, soit à l'âge où un de leurs parents est tombé malade ou a subi un événement traumatisant, à l'âge de leur enfant qui est rendu à celui qu'ils avaient lorsqu'un parent ou eux-mêmes ont été malades ou traumatisés, etc. Il arrive également qu'un parent (jusqu'à 60 % des pères d'un premier enfant) tombe malade après la naissance de leur enfant. Cela confirme à quel point les volets psychologique, social et familial peuvent avoir un impact et, par extension, amener un chirurgien peu attentif à pratiquer une intervention qui pourrait s'avérer abusive.

Il note par exemple l'étude du D^{re} Joséphine Hilgard, médecin et psychologue, qui démontre un lien statistiquement significatif entre le déclenchement de la maladie mentale d'un nombre important de femmes, l'âge de leur enfant aîné et leur âge quand leur mère est morte. Il mentionne la publication d'un nombre croissant d'études démontrant qu'environ 50 % des cas de femmes qui consultent pour une colopathie fonctionnelle ont subi un abus sexuel avant l'âge de quatorze ans (deux tiers des cas) et, dans 90 % des cas, le médecin traitant l'ignorait. « Abuseur et abusée forment une alliance maudite et cela arrive aussi aux garçons » (p. 88). Selon le professeur Jacques Rogé, les victimes de TDF sont souvent sujettes à des traitements chirurgicaux injustifiés. En France, 35 % des patients qui consultent pour une colite ont subi une ablation injustifiée de l'appendice. Aux États-Unis, on estime que près du tiers des femmes qui se font enlever les ovaires souffraient plutôt de TDF.

À partir d'un test de personnalité passé à une centaine de patients colopathes, le Dr Devroede a réalisé qu'ils avaient, plus souvent que les sujets témoins, des troubles de sommeil, qu'ils rêvaient davantage et avaient plus souvent une psychopathologie. Plusieurs TDF peuvent relativement mieux se gérer par des approches corporelles. Dans les cas d'anisme, par exemple, une thérapie par biorétroaction guérit en moyenne le tiers des enfants; un autre tiers améliorera leur condition mais demeurera constipé, et le dernier tiers restera dysfonctionnel et constipé. La thérapie par biorétroaction semble donner de meilleurs résultats selon le nombre de séances, ce qui indique un processus d'apprentissage. Il mentionne également la méditation comme outil de guérison, sans développer le sujet. Il ne traite bien sûr pas de mes exercices.

Il écrit longuement et avec délicatesse sur le toucher thérapeutique. Il note que le toucher stimule le corps et éveille l'esprit. Il mentionne les travaux de Chantal Rossignol pour qui les patients « parlent de leur corps lorsque l'on voudrait qu'ils expriment leurs émotions, mais ils racontent l'histoire de leur vie et libèrent leurs émotions lorsque l'on travaille sur leur corps » (p. 245). Des études ont démontré que le toucher, en laboratoire, ralentit le rythme cardiaque. Selon lui, le toucher doit faire partie intégrante du processus thérapeutique visant à rétablir un équilibre de santé chez tout être souffrant (p. 198). Les malades qui n'ont jamais reçu de tendresse finissent par considérer ce manque comme normal. Le toucher lors de consultations se limite à des palpations mécaniques, à l'invasion d'aiguilles dans leur corps ou de tubes dans leurs orifices. Pourtant, le toucher fait partie de l'humanité (p. 203).

Le livre du Dr Devroede est sans doute un des ouvrages sur les TDF parmi les plus intéressants et les plus stimulants qu'il m'ait été donné de lire à ce jour.

La psychosomatique[26]

L'interprétation symbolique des symptômes, largement traitée dans la littérature, relève selon moi davantage d'un acte de foi que de solides résultats scientifiques. Puisqu'il s'agit effectivement de symbolique, donc de phénomènes à la fois culturels et non mesurables, la tentation de généraliser peut être grande. La crédibilité de cette approche est surtout basée sur celle des auteurs et des expériences thérapeutiques qu'ils ont pratiquées. Cela dit, je mentionne ici quelques extraits du texte de Henry G. Tietze, psychothérapeute, pour souligner l'importance de l'introspection comme activité pouvant collaborer à l'autoguérison. Je suggère cependant la plus grande prudence quant aux liens entre tel ou tel symptôme et son « interprétation ».

Arthur Janov a écrit ceci à propos des conséquences inhérentes au refoulement des sentiments au cours de l'enfance : « Cette douleur primale

---

26   Henry G. Tietze, *Votre corps vous parle, écoutez-le*, Le Jour, 1989, 211 p.

est le plus souvent intégrée à notre personnalité, de sorte que nous ne la ressentons plus et qu'elle demeure la plupart du temps méconnue. Le système qui provoque les maladies exprime cette douleur primale de façon automatique, parce qu'il lui faut se libérer d'une façon ou d'une autre, que nous en prenions conscience ou non. Cette libération peut se produire par le biais d'un sourire qui semble dire : "Sois gentil avec moi!" ou par le biais de la maladie qui signifie : "Occupe-toi de moi!" ou encore par le biais d'un comportement qui signifie : "Regarde-moi, papa." »

Ce qu'il y a d'inédit dans cette conception holistique de la santé, c'est qu'elle fait appel au concept de responsabilité. Selon l'auteur, la vie est un processus continuel d'apprentissage; la maladie et les crises nous incitent à découvrir les liens entre certains troubles, comportements et notre manière de voir les choses. Lors de maladie, il ne suffit pas d'éliminer les symptômes physiques. Il importe surtout de chercher les causes de ce déséquilibre, puis de trouver les moyens de renforcer notre système immunitaire et nos pouvoirs d'autoguérison. La maladie, la souffrance et la douleur incitent, par un douloureux processus de délivrance, à nous libérer d'objectifs, d'idéaux et d'habitudes devenus désuets, à nous transformer en profondeur et à redonner un sens à notre vie.

Le docteur Franz Alexander a observé que le refoulement chronique de l'agressivité, la répression et la non-expression des impulsions hostiles placent l'organisme dans un état de tension qui est relié à l'apparition de migraines, de haute pression artérielle, d'hyperthyréose, de l'arthrite et du diabète. L'inhibition chronique des mouvements pour demander de l'aide (l'impossibilité d'assouvir son désir de sécurité et de protection) est reliée aux coliques, à l'épuisement, à l'asthme, aux ulcères d'estomac et à la constipation.

La diarrhée peut symboliser le désir de se libérer de pressions d'ordre psychique. Dans le cas de la constipation, il peut s'agir du désir impérieux de ne pas céder devant un problème apparemment insoluble. « Je vais tenir le coup! », se répète-t-on alors. Dans ce genre de situation, « on serre les dents et les fesses »; on « bouche toutes les ouvertures ». Muscles contractés, nous refusons de céder aussi bien sur le plan amoureux que sur le plan digestif; nous devenons imperméables et repliés sur nous-mêmes.

L'auto-observation : premier pas vers la guérison

Toute personne souffrant de tension ou de maladie devrait observer, pendant quelques semaines (je dirais plutôt quelques années), les liens psychosomatiques qui apparaissent au cours de ses activités quotidiennes et en consigner les observations. Il suffit d'y consacrer quinze minutes par jour. On peut noter les événements, les conversations, les disputes, les malaises, les désagréments de la journée. Rester à l'écoute permet d'apprivoiser « la bête » qui sommeille en nous avant qu'elle ne se déchaîne.

Tietze mentionne qu'un de ses amis souffrait terriblement de flatulence nocturne. Il se sentait habité d'une rage sans fin. Il lui a conseillé une introspection et une analyse de sa situation; et de noter ses réflexions. Un jour, il a indiqué qu'il ne s'acharnait plus contre ses malaises depuis qu'il avait compris qu'ils étaient le symptôme d'une colère qui grondait en lui depuis toujours. Cet auto-examen lui révéla que sa rage était parfois accompagnée de tristesse. Il se rendit compte un jour que depuis la naissance de son fils, il vivait un conflit intérieur : malgré son amour, il le rejetait parce qu'il l'enviait. Son côté infantile aurait voulu retrouver le sein maternel et s'y sentir en sécurité.

Pareil désir peut sembler ridicule chez un adulte, mais la raison véritable était bien sûr profondément enfouie dans son subconscient. Alors qu'il avait quatre ans et que sa mère était enceinte de sa sœur, il avait éprouvé, pour la première fois, un sentiment de jalousie. Il s'était senti rejeté par sa mère et il aurait voulu se retrouver dans son ventre. Comme la chose était impossible, il se détacha de ce désir et le refoula. Depuis, il cachait cette rage dans son ventre, sans jamais l'exprimer. Le réveil de cette colère s'était transformé en maux d'estomac.

Dès que nous ressentons des symptômes, nous devrions nous demander : « Qu'ai-je vécu, pensé ou fait aujourd'hui? » Le fait de répondre à cette question dans son journal peut contribuer à la compréhension des causes du malaise et à son soulagement. Cela permet aussi d'envisager de nouvelles avenues susceptibles d'amener une diminution et, parfois même, l'élimination des symptômes et de la souffrance.

Les personnes atteintes de maladies refoulent généralement toute émotion négative telles la tristesse, la douleur, la peur et la colère, qu'elles considèrent souvent comme des faiblesses. Ces refoulements deviennent des contraintes à leur guérison et les symptômes qui en résultent nuisent à leur qualité de vie. Elles craignent de perdre toute maîtrise d'elles-mêmes et de leur entourage. Elles perçoivent leur corps comme un ennemi qui refuse de se laisser maîtriser et de fonctionner adéquatement. Elles semblent ignorer certaines expériences et réalités, incapables de découvrir leur signification ou de les exprimer ou de les gérer adéquatement.

Lorsqu'un individu refoule ses sentiments, son corps semble les exprimer dans son propre langage, à cause notamment de certaines postures, de mimiques, de modifications bioélectriques ou de troubles fonctionnels. Pour admettre que la maladie constitue un avertissement, il faut la voir comme une amie. Un symptôme devient un message auquel nous sommes restés sourds. Il est comme une dernière mise en demeure avant que l'huissier ne vienne saisir ce qui nous reste de santé.

La rétention des émotions se répercute sur la respiration, car elle provoque un durcissement du diaphragme. Tietze note les travaux de Wilhelm Reich, le père de la bioénergie, qui fait remarquer que « la raison pour laquelle des résistances empêchent le diaphragme de se mouvoir librement est claire : l'organisme se défend contre les perceptions de plaisir ou d'angoisse qui surviennent inévitablement lors des mouvements du diaphragme. » Un durcissement chronique de la région du diaphragme indiquerait que le patient réprime une rage qui est la conséquence d'un refoulement continuel de ses émotions. Il n'est par rare de constater alors une déviation vers l'avant de la partie de la colonne vertébrale qui se trouve derrière le diaphragme.

L'interprétation des symptômes

Selon Tietze, l'angoisse et le chagrin s'accumulent au niveau de l'abdomen. L'estomac réagit particulièrement à deux types d'émotions fortes : au désir pressant mais inassouvi de recevoir soutien, secours et attention, et au refoulement de la colère.

Les patients atteints d'ulcères d'estomac semblent avoir un besoin énorme d'être aimés et entourés de soins (exclure sans doute les patients atteints d'*helicobacter pylori*). Considérée d'un point de vue structural, leur recherche de chaleur humaine vise apparemment à répéter des situations qui surviennent très tôt dans la vie, alors que l'on est nourri, materné et constamment l'objet d'attentions. Les spécialistes de la psychosomatique parlent en ce sens de fixation orale.

Le patient désire redevenir enfant et être nourri avec tendresse et amour. S'il ne parvient pas à se défaire de ce désir, il s'ensuit un conflit. Comme il lui est impossible, à l'âge adulte, de s'identifier à ce désir, il en éprouve de la honte. Le patient n'en a certes pas conscience, mais son problème demeure et ce conflit s'exprime par le corps. Le désir d'être « nourri avec amour » peut se manifester par la surproduction de sucs gastriques.

D'après les recherches psychologiques, les enfants se sentant rejetés dès le sein maternel sont constamment affamés à cause de l'hypersécrétion permanente dont leur mère ne peut ni ne veut inconsciemment les libérer. Cette dernière peut souffrir de névrose la rendant incapable d'admettre qu'elle refuse de donner à son enfant l'amour qui lui revient. Elle éprouvera un sentiment de culpabilité et compensera en suralimentant son enfant. Mais sa déception s'accroîtra quand elle constatera que celui-ci est toujours aussi affamé.

L'intestin est très sensible aux émotions. Dans les moments d'assimilation, d'indisposition et de colère, il est fortement irrigué et pris de mouvements compulsifs; la sécrétion monte alors brutalement, ce qui peut irriter et ulcérer la paroi.

L'auteur estime que l'ulcéreux au niveau de l'intestin est souvent dépendant de sa mère. Elle serait perfectionniste, attachée à ses habitudes et méfiante vis-à-vis de ses semblables. Elle a souvent souffert de la domination d'un parent, qui inspirait de la crainte, alors que l'autre parent était plus réservé et plus soumis. L'ulcéreux cherchait à contrôler l'équilibre familial en se montrant renfermé et imprévisible. Il abandonne facilement la partie et se sent dépassé par le moindre événement. Il croit devoir constamment lutter avec l'énergie du désespoir pour assurer sa survie. À quand mon ulcère?

Par ailleurs, un enfant peut souffrir de constipation pendant la phase d'apprentissage de la propreté alors qu'il engage une lutte de pouvoir avec sa mère. En retenant leurs selles, certains enfants expriment leur refus d'un entourage jugé hostile. Pareil entêtement est un acte symbolique de provocation souvent à l'origine des problèmes de constipation chez l'adulte.

Les problèmes de diarrhée symbolisent plutôt l'incapacité à faire face aux questions désagréables. Les personnes atteintes se caractérisent par un tempérament instable, un état de dépendance, une tension constante, une faiblesse généralisée, le découragement et l'infantilisme.

Celles qui souffrent de rétention urinaire semblent sous-développées sur le plan psychosexuel. Elles répondraient aux exigences de leurs pulsions à un niveau infantile, alors que le corps ne distingue pas les fonctions d'élimination et les fonctions génitales. Elle suggère une incapacité à résoudre certains conflits profonds et à s'en départir de manière adulte.

Un travail introspectif sur la symbolique des symptômes peut révéler les aspects émotifs structuraux. Trouver notre symbolisation est une tâche importante et colossale, mais cela peut nous aider à nous pardonner, à mieux nous soigner (les symptômes sont une façon impitoyable d'exprimer les conflits intérieurs), à devenir à la fois plus actif, capable de lâcher prise et de mieux travailler à notre bien-être. À mon avis, il est préférable d'entreprendre une telle démarche avec l'aide d'un professionnel spécialisé en psychologie, en psychanalyse, etc.

La dépression[27]

Selon Santé Canada, près de 20 % des Canadiens seront atteints d'une maladie mentale au cours de leur vie et le 80 % qui reste en subira la présence chez un membre de la famille, un ami ou un collègue.

Le SII peut souvent provoquer ou accompagner un état dépressif. Comme on l'a vu, certains antidépresseurs réduisent la douleur abdominale. La Chaire en gestion de la santé et de la sécurité du travail dans les organisations de l'Université Laval a publié une série de fascicules sur la santé psychologique au travail. On y indique qu'une personne pourra ressentir des tensions

---

27   Chaire en gestion de la santé et de la sécurité du travail dans les organisations : série La santé psychologique au travail… de la définition du problème aux solutions :

Fascicule 1 : L'ampleur du problème – L'expression du stress au travail.

Fascicule 2 : Les causes du problème – Les sources de stress au travail.

Fascicule 3 : Faire cesser le problème – La prévention du stress au travail.

Offerts sur : http://cgsst.fsa.ulaval.ca

Article de Louis-Guy Lemieux , Le Soleil, section Santé, 23 janvier 2005, page A 10.

Dawn Burstall, R. D., T. Michael Vallis, Ph. D. and Geoffrey K. Turnbull, M. D., I.B.S. *Relief, A doctor, a Dietitian and a Psychologist Provide a Team Approach to Managing Irritable Bowel Syndrome*, Chronimed Publishing, Minneapolis, 176 p.

musculaires et des désordres gastro-intestinaux lorsqu'elle aura l'impression de ne pas avoir la capacité de faire face à une situation. Un niveau de stress excessif aura des conséquences à la fois physiques, psychologiques et comportementales.

Tableau V
Réaction associée au stress

Physique	Psychologique	Comportementale
• Migraine	• Humeur dépressive	• Absentéisme
• Problème de sommeil	• Désespoir	• Toxicomanie
• Tension musculaire	• Ennui	• Problème sexuel
• Problème de poids	• Anxiété	• Impatience et agressivité
• **Désordre gastro-intestinal**	• Perte de mémoire	• **Trouble alimentaire**
• Hausse de la tension artérielle	• Insatisfaction	• Baisse de créativité et d'initiative
• Allergie	• Frustration	• Problème de relation interpersonnelle
• Hausse du taux de cholestérol	• Irritabilité	• Intolérance à la frustration
• Affection dermatologique	• Découragement	• Désintérêt
	• Pessimisme	• Isolement

Les troubles unipolaire et bipolaire

Votre médecin peut déterminer si votre déprime a dégénéré en troubles de l'humeur. Ceux-ci se divisent en dépression unipolaire et en trouble bipolaire. La dépression unipolaire se caractérise par une humeur dépressive presque constante; la personne est triste, n'a plus d'intérêt ni de plaisir à réaliser ses activités habituelles. Presque tous les jours, sur une période d'au moins deux semaines, elle pourrait ressentir une réduction de l'énergie, des pertes de sommeil, de l'appétit et de la concentration. Elle pourrait aussi éprouver une inquiétude excessive, de l'indécision, un sentiment de culpabilité, de désespoir ou des idées suicidaires. Il peut être alors vital de consulter.

Le trouble bipolaire se manifeste par une alternance des périodes dépressives (mélancolie) et des périodes de manie (euphorie et surexcitation). On estime que seulement 30 % des cas sont diagnostiqués. Lors d'une phase maniaque, la personne vivra des sentiments exagérés de bien-être, d'énergie et de confiance associés parfois à une augmentation de l'estime de soi, à une réduction du besoin de sommeil, à un désir de parler constamment et à de l'irritabilité. Le stress peut aussi bien déclencher un épisode dépressif que de manie. Il y aura une augmentation de l'activité, mais à un niveau qui risque d'être dommageable pour elle ou pour autrui. Jusqu'à ce que je pratique les exercices de libération des gaz, donc jusqu'à la mi-trentaine, les crises d'indigestion aiguë se produisaient à la fin d'une période où j'avais l'impression que « mes affaires allaient particulièrement bien! »

Le trouble bipolaire ne se guérit pas, mais il se soigne, souvent assez bien.

Les troubles anxieux

L'anxiété, ou un état déplaisant lorsque l'on anticipe un danger ou une menace qui n'existent pas, est problématique lorsqu'elle devient excessive, persistante et incontrôlable. On dit qu'un trouble d'anxiété est généralisé lorsqu'il nuit à la vie au travail, à la maison ou en société. On diagnostiquera un trouble anxieux lorsque pendant six mois une personne sera agitée, fatiguée, irritable; qu'elle éprouvera des étourdissements, des douleurs à la poitrine, des crampes musculaires, des palpitations, des difficultés de concentration et de sommeil ainsi que des pensées de mort.

On parlera de trouble panique lorsque l'on ressent une peur ou un malaise extrêmement intense et pénible accompagné de palpitations, de bouffées de chaleur ou de frissons, de tremblements, d'une sensation d'étouffer ou d'être sur le point de s'évanouir. Il faudra également que les attaques surviennent à répétition ou à l'improviste. Avec mes pratiques, il m'est devenu possible de provoquer les symptômes physiques que je vivais lorsque je souffrais de panique. Je parviens ainsi à évacuer beaucoup de tension nerveuse.

Plusieurs études ont démontré que le succès dans la vie était davantage lié à l'intelligence émotionnelle qu'au QI. Le Dr Servan-Schreiber mentionne les travaux des chercheurs de Yale et du New Hampshire qui définissent le quotient émotionnel en fonction de la capacité à :
1. identifier son état émotionnel et celui des autres;
2. comprendre le déroulement naturel des émotions;
3. raisonner sur ses propres émotions et celles des autres;
4. gérer ses émotions et celles des autres.

Ces aptitudes constituent les fondements de la maîtrise de soi et de la réussite sociale. Elles sont la base de la connaissance de soi, de la retenue, de la compassion, de la coopération et de la capacité à résoudre les conflits. Selon le Dr Damasio, nos émotions sont l'expérience consciente d'un large ensemble de réactions physiologiques qui surveillent et ajustent continuellement l'activité des systèmes biologiques du corps aux impératifs de l'environnement intérieur et extérieur. Le cerveau émotionnel est donc presque plus intime avec le corps qu'il ne l'est avec le cerveau cognitif. Une saine ouverture et la gestion de nos émotions risquent ainsi d'avoir un impact favorable sur notre système biologique.

Il est important de développer la capacité de distinguer une déprime passagère associée aux événements de la vie ou aux divers symptômes associés au SII et une dépression unipolaire ou bipolaire à caractère excessif. Une consultation d'un professionnel de la santé s'imposera alors.

Selon les auteurs du livre *IBS Relief* (p. 106), il faut apprendre à restructurer sa pensée. Cela implique d'apprendre à évaluer les événements d'une façon plus positive. Pour ce faire, il faut éviter les pièges suivants :

Tableau VI	
Formation de pensées négatives	**Définition**
Se créer des scénarios catastrophiques	Penser que le pire peut arriver. S'exprime souvent en : « Oui, mais si... »
Alimenter des pensées dichotomiques (tout est blanc ou noir)	Tout est soit totalement bon soit totalement mauvais, avec peu de nuance ou d'option entre les deux.
Augmenter/minimiser les émotions, les événements	Exagérer les événements négatifs et minimiser les positifs.
Avoir une attention sélective	Se concentrer uniquement sur les aspects négatifs et stressants d'une situation et ignorer le reste.
S'imaginer être la cause ou le centre de tout (*personalizing*)	Se dire que les événements malheureux sont causés par un élément de notre caractère plutôt que par le hasard ou les circonstances.

E) – AUTRES EXERCICES

La gymnastique respiratoire[28]

La respiration est la seule fonction vitale qui, bien qu'inconsciente, peut également être contrôlée par la volonté. Selon Pierre Pallardy, ostéopathe, diététicien et auteur, nous avons le devoir d'utiliser ces possibilités au maximum. Il existe même des écoles qui enseignent la thérapie respiratoire, sans parler des méthodes de relaxation orientale et chinoise qui lui font large place. Ce chapitre vise à montrer l'importance de pratiquer la respiration profonde.

Greti Sägesser a été l'une des premières à proposer des cours de gymnastique respiratoire en Suisse. « La thérapie respiratoire aide les patients souffrant de problèmes d'origine psychosomatique. Lorsque l'énergie respiratoire est rétablie », déclare-t-elle, « et que l'homme reprend contact avec lui-même à travers sa respiration, il est prêt à gérer ses problèmes ». Le Dr Dufour, dans son livre *Les tremblements intérieurs* (p. 70), affirme que la respiration profonde nous oblige à arrêter de penser et nous ramène au temps présent, car nous respirons maintenant!

Un bon rythme respiratoire stimule les personnes qui souffrent de troubles nerveux, de lassitude et d'un manque d'initiative. Chez les personnes hyperactives, stressées, sujettes à une tension nerveuse, l'énergie respiratoire doit au contraire être abaissée. L'état idéal étant l'eutonie ou un niveau de tension harmonieuse. Lorsqu'ils l'atteignent pour la première fois, les participants, au cours de gymnastique respiratoire, vivent cet état comme une expérience unique qu'ils chercheront à retrouver. L'eutonie peut éventuellement être atteinte de manière autonome.

Klara Wolf est la fondatrice de l'école suisse de gymnastique respiratoire à Brugg. Selon sa méthode, les exercices sont orientés vers la prévention, le maintien et le recouvrement de la santé. Ils s'adaptent à tous les âges. Il faut

---

28   Dawn Burstall, R. D., T. Michael Vallis, Ph. D., et Geoffrey K. Turnbull, M. D., I.B.S. *Relief, A doctor, a Dietitian and a Psychologist Provide a Team Approach to Managing Irritable Bowel Syndrome*, Chronimed Publishing, Minneapolis, 176 p.

Article de Thérèse Rubin sur le site Édicom :http://www.edicom.ch/sante/conseils/altern/gymresp.html

Pierre Pallardy, *Et si ça venait du ventre? Fatigue, prise de poids, cellulite, troubles sexuels, problèmes esthétiques, dépression, insomnie, mal de dos*, Robert Laffont, Paris, 2002, 257 p.

trois ans d'études à l'école Wolf pour être autorisé à enseigner la gymnastique respiratoire.

Selon Pierre Pallardy, l'apprentissage de la respiration abdominale est essentiel au rétablissement de la communication entre le deuxième cerveau (système digestif) et le premier cerveau. Il enseigne sa technique depuis près de trente ans. Il suggère de pratiquer l'exercice respiratoire environ cinq fois en une heure, plusieurs fois par jour.

Aux États-Unis, un collectif a approfondi diverses techniques pour soigner le syndrome de l'intestin irritable (SII). L'expérience clinique des auteurs leur permet d'affirmer que 99 % des personnes souffrant du SII respirent de façon thoracique ou superficielle. La personne qui respire profondément calme, utilise plus efficacement ses poumons, réduit le rythme de sa respiration, de ses battements cardiaques de même que sa pression sanguine.

Comment pratiquer

Pour respirer profondément, il faut décontracter le ventre et solliciter les muscles abdominaux. Il suffit d'inspirer en poussant le ventre vers l'avant pendant six à sept secondes. Ensuite, il faut établir un arrêt ou un palier de une ou deux secondes avant d'expirer pendant cinq à sept secondes en expirant lentement le plus d'air possible. On peut alors également rentrer le ventre afin d'expirer plus profondément. Comme on le verra avec la technique de Pierre Pallardy, on peut aussi mettre des pressions sur le ventre pour aider à évacuer l'air au maximum. Dans ma pratique, j'essaie de garder les poumons sans air un certain temps avant de recommencer à inspirer.

La respiration thoracique permet aux personnes souffrant du SII de ne pas sentir leurs douleurs au niveau du ventre. Elles ne doivent donc pas se surprendre d'en ressentir en pratiquant la respiration profonde. Il faudra un certain temps pour apprivoiser une technique de respiration profonde et d'en conserver l'habitude. Il faut pratiquer d'abord dans le calme, pour ensuite être capable de le faire lorsque stressé ou en l'intégrant à nos activités quotidiennes.

J'essaie de ne pas rater une occasion de pratiquer la respiration profonde. Celle-ci est particulièrement utile lorsque je l'associe aux exercices d'évacuation. Comme je suis plutôt du genre tendu, j'associe la respiration profonde à un net ralentissement du rythme respiratoire. Je ressens l'effet relaxant dès le début de l'exercice de respiration profonde. De plus, la respiration profonde constitue un doux massage du système digestif. Lorsque j'ai commencé à pratiquer les exercices d'évacuation, le volet respiration ne me paraissait pas très efficace. C'est qu'alors mon ventre était trop « spasmé ». Avec la pratique, je l'apprécie de plus en plus. Parfois, je la pratique seule, sans l'associer aux techniques d'évacuation. Je réalise souvent qu'après à peine quelques minutes, mon système digestif se réactive, qu'il cesse d'être atone et qu'il se calme. La circulation des gaz se fait beaucoup plus naturellement et avec moins de douleur lorsque mon ventre est détendu. Cependant, cela me demande toujours d'y penser, car la respiration ventrale n'est pas encore un réflexe.

Enfin, qui peut se priver de plus de 28 000 mouvements quotidiens associés à la respiration ventrale par opposition à la respiration thoracique? Quel médicament peut remplacer cela? Respirer davantage par le ventre peut faire la différence entre un système digestif atone et une circulation fluide couplée à une meilleure régularité. Pour une personne souffrant de SII sans symptôme dyspeptique, je recommande la pratique de la respiration profonde pour débloquer tout le système digestif. Il faura cependant bien se décontracter le ventre et être prêt à roter et à péter dès que le besoin se fera ressentir.

L'APPROCHE DE PIERRE PALLARDY[29]

Pierre Pallardy, ostéopathe et auteur, affirme qu'en apprenant à soigner notre ventre et en l'harmonisant avec le cerveau, nous pouvons guérir tous nos troubles fonctionnels. À titre d'illustration, il étonne ses nouveaux patients qui consultent pour des maux de dos, en auscultant et traitant d'abord leur ventre. Le plus souvent, il le trouve dur, spasmé et ballonné. En plus des soins qu'il prodigue, il leur propose de pratiquer certains exercices, tous débutant par la respiration abdominale.

Selon lui, l'exercice respiratoire diffère si vous êtes une personne qui s'hyperventile (mon cas) ou une personne qui ne respire que superficiellement. Dans le premier cas, la respiration profonde sera lente pour diminuer l'apport d'air; dans l'autre, elle sera plus rapide. Il suggère de pratiquer la respiration abdominale à quelques reprises chaque heure et de façon plus intense une

---

29   Pierre Pallardy, *Et si ça venait du ventre? Fatigue, prise de poids, cellulite, troubles sexuels, problèmes esthétiques, dépression, insomnie, mal de dos*, Robert Laffont, Paris, 2002, 257 p.

ou deux fois par jour. Bien qu'il ne me soit pas facile de respecter un tel rythme, je partage son enthousiasme quant au bien-être qu'elle apporte.

Sa technique de respiration abdominale est en tout point semblable à la mienne. Il y ajoute une pression des poings sur le ventre ou son abaissement maximal pour aider l'expulsion d'air et un massage des viscères. Selon lui, avec la respiration abdominale, l'air va pénétrer le ventre. La première tâche du patient sera de libérer, de débloquer son diaphragme, afin que l'air puisse pénétrer et ressortir librement de l'estomac. Avec l'expérience, je n'arrive toujours pas à conscientiser le fait que j'avale de l'air. Même si j'ai appris à bien mastiquer et à manger les aliments en avalant le moins d'air possible, je dois toujours roter pour évacuer l'air. Son livre ne mentionne pas le recours au rot pour libérer l'air du ventre.

En plus de la respiration, il montre à ses patients comment se masser le ventre pour vaincre la fatigue et même les douleurs profondément enfouies. Il écrit : « Comme à mon habitude, je m'étends sur le dos (ou assis) et, au lieu de me masser doucement, j'entreprends de me broyer littéralement le ventre après avoir pincé fortement la peau, provoquant de violentes douleurs, pendant cinq à six minutes. J'agis, pris d'une sorte de fureur, mais je me sens bien, un peu comme si ces douleurs provoquées avaient eu raison de douleurs profondes, enfouies… ces automassages en profondeur fatiguent mes mains. Pour les décrisper, je suis obligé de respirer profondément et régulièrement. Et je découvre l'extraordinaire efficacité de ce couplage massage-respiration : ma fatigue diminue de façon spectaculaire, je dors mieux, mon irritabilité décroît, et mes maux de ventre s'espacent de plus en plus! » (p. 27-28).

Lorsque j'ai lu ces lignes, j'ai réalisé qu'il s'agit de massages extérieurs qui finissent par décontracter le ventre, ce que les techniques que je pratique provoquent de l'intérieur. Bien que moins furieux, l'exercice d'évacuation des gaz révèle également des douleurs profondes dont j'ai de la difficulté à me détacher tant elles ont fait partie de mon enfance et de la constitution de ma personnalité. Me libérer des douleurs associées aux gaz coincés au fond de l'estomac, c'est abandonner à la fois la position de victime de mauvais soins et le principal divertissement qui meubla ma prime enfance et dont j'ai toujours conservé la trace pour ne pas dire l'attitude. Dans le cas de M. Pallardy, c'est de la faim surtout dont il a souffert étant jeune. On comprend mieux alors sa fureur.

Sa méthode repose sur sept bases : la respiration abdominale, la prise alimentaire lente et régulière, un bon choix d'aliments, le sport-plaisir, la gymnastique des deux cerveaux, les automassages et la méditation abdominale.

La prise alimentaire doit se faire régulièrement, sans stress, assis, dans un environnement calme, avec appétit et surtout avec plaisir. Il recommande à ses patients de tenir un agenda couvrant ces dimensions en plus de noter la composition des repas et des boissons. Il recommande un régime végétarien (sans en faire une panacée), d'éviter les régimes extrêmes, la surconsommation (notamment des boissons, sans les exclure) et l'abus de suppléments comme les antioxydants.

En ce qui a trait au sport-plaisir, une marche rapide à grands pas d'au moins 45 minutes par jour (endurance) constitue un minimum. Selon d'autres études, il faut un minimum de vingt minutes de marche rapide, trois fois par semaine, pour avoir un effet positif sur le cerveau émotionnel. Il peut s'agir également de faire de la bicyclette ou de faire un sport relativement exigeant. Il note « qu'aucun trouble fonctionnel du ventre comme la constipation, les ballonnements, les règles douloureuses, etc., ne résiste à une activité sportive d'endurance pratiquée régulièrement. » (p. 111). Il mentionne une recherche de l'université Duke qui conclut que l'activité sportive régulière, pendant au moins quatre mois, a le même effet qu'un antidépresseur (Zoloft) chez certains patients, et que le taux de rechute était nettement plus bas chez ceux qui étaient actifs. Dans mon cas, je vais travailler à bicyclette, neuf mois par année, et depuis 2005, en ski de fond l'hiver sur un parcours de huit kilomètres. Santé oblige!

La gymnastique des deux cerveaux se compose de cinq exercices. Mais, d'abord, en toute circonstance, il propose de faire l'exercice suivant : debout ou assis, dos droit, inspirer pendant sept à dix secondes en ouvrant le plus possible votre poitrine, les coudes le long du corps et les poings serrés. En expirant, arrondissez le dos, laissez tomber la tête, nuque souple, enfoncez vos mains pour rentrer le ventre au maximum.

Pour les exercices d'équilibrage entre les deux cerveaux, chaque mouvement doit d'abord être imaginé et ensuite engendré et contrôlé par le ventre de façon lente, profonde, continue et synchronisée avec la respiration abdominale.

Tous les exercices doivent être effectués environ cinq fois de suite au début (ou plus pour un athlète) et de deux à trois séries de cinq avec l'habitude :

- Debout, jambes écartées, genoux fléchis, bras allongés, dos légèrement arrondi, imaginez que vous tirez vers vous une charge pendant sept à dix secondes en inspirant. Lorsque vos poings atteignent la taille, marquez un temps d'arrêt, ouvrez la paume des mains et poussez la charge imaginaire vers l'avant en expirant. Arrondissez le dos, laissez tomber la tête entre les bras et entrez le ventre le plus possible;
- À quatre pattes, imaginez que vous poussez une charge au sol en gonflant le ventre. En expirant, imaginez le ventre attirer la charge vers lui. Arrondissez le dos au maximum;
- Sur le dos, inspirez en gonflant le ventre et faites des redressements (tête et bras seulement) en expirant tout en creusant le ventre au maximum;
- Sur le dos, mains derrière la nuque, jambes fléchies, posez une cheville sur un genou; en inspirant, joindre le coude au genou opposé. Après quelques reprises, changez de côté pour le coude et le genou;
- Debout, les bras le long du corps, serrez les poings en inspirant, et ouvrez les mains en expirant.

Pour les automassages apaisants, il suffit d'effleurer le ventre sans pression en alternant des cercles dans les deux sens des aiguilles d'une montre. Ensuite, les deux mains sur le ventre, pressez sur celui-ci en le gonflant lors de l'inspiration et l'écraser en expirant. Vous pouvez alors faire vibrer votre ventre avec vos mains. Enfin, la paume toujours en contact avec le ventre, pétrissez la peau et le tissu conjonctif pendant une minute. Il propose également ce qu'il appelle des « automassages traitants » en appuyant sur des points précis (méridiens). Il est aussi possible de malaxer, comme le pétrissage, mais plus en profondeur. Enfin, pour chasser l'infiltration cellulitique, il faut pincer-rouler (saisir la peau avec les deux mains, entre le pouce et les doigts, et la faire rouler entre les doigts). Ces exercices sont évidemment décrits plus en détail dans son livre.

La méditation abdominale consiste à poser les mains ouvertes sur le ventre et à tenter de sentir le trajet des fluides internes. Il faut imaginer le flux du méat gastrique comme une rivière sinueuse qui rencontre des obstacles. Il faut alors se concentrer sur les points douloureux (obstacles) ou sur la peau vis-à-vis de ceux-ci pour les décontracter. Vous pouvez également déplacer vos mains lentement, du sternum jusqu'au bas-ventre. Cette méditation peut faire ressurgir des souvenirs douloureux. Il mentionne qu'il faut plusieurs mois de pratique, à raison de deux fois dix minutes par jour, avant de sentir revivre le ventre sous nos mains.

L'EMDR[30]

Dans son livre *Guérir le stress, l'anxiété et la dépression sans médicaments ni psychanalyse*, David Servan-Schreiber traite longuement de l'intégration neuro-émotionnelle par mouvements oculaires (EMDR est l'abréviation anglaise de *Eye Movement Desensitization and Reprocessing*). Cette technique semble se révéler des plus efficaces pour soigner la signature neuropsychologique des états de stress post-traumatiques (ESPT). Il cite les recherches du Dr Stéphane LeDoux qui ont démontré que l'apprentissage de la peur ne passe pas par le néocortex, mais directement dans le cerveau émotionnel, qui ne la désapprend jamais. Les cicatrices émotionnelles du cerveau limbique semblent toujours prêtes à se manifester dès que la vigilance de notre cerveau cognitif et sa capacité de contrôle fléchissent. Selon la théorie de l'EMDR, l'information concernant un traumatisme est bloquée dans le système nerveux, enregistrée dans sa forme initiale. Ancré dans le cerveau émotionnel, déconnecté des connaissances rationnelles, ce réseau devient un paquet d'informations non digérées et dysfonctionnelles que le moindre rappel suffit à réactiver.

Aucune technique n'a subi autant de recherches en une si courte période afin de tester son efficacité. Pourtant, beaucoup hésitent à l'adopter. Elle est en effet de plus en plus reconnue aussi efficace que les meilleurs traitements existants, celle qui est la mieux tolérée et la plus rapide. Elle est aujourd'hui reconnue officiellement comme un traitement pour l'ESPT par, entre autres, l'*American Psychological Association*, par la Société internationale pour l'étude du stress traumatique et par le ministère de la Santé du Royaume-Uni.

La technique consiste à évoquer le souvenir traumatique avec toutes ses composantes visuelle, émotionnelle, cognitive et physique. Ensuite, le thérapeute demande au patient de suivre du regard des mouvements rapides,

---

30   David Servan-Schreiber, M. D. et psychiatre, *Guérir le stress, l'anxiété et la dépression sans médicaments ni psychanalyse*, Robert Laffont, Paris, 2003, 302 p.

de gauche à droite, de la main, pour induire des mouvements oculaires qui ressemblent à ceux effectués lors de rêves profonds. On stimule ainsi le système adaptatif de traitement de l'information dont nous disposons tous. Une fois stimulé, ce système digère l'empreinte dysfonctionnelle.

Bien que pénible au début, par le rappel de souvenirs parfois inscrits dans tout le corps, une alternance de repos et de brèves périodes de stimulation fait passer le patient très rapidement par toutes les étapes de réparation d'un choc post-traumatique (angoisse, peur, colère, rationalisation, compassion). Même si le traumatisme a pu avoir lieu dans l'enfance, cette connexion à la période adulte permet de dissoudre les sentiments d'impuissance et de soumission associés aux dangers passés. Les patients deviennent très rapidement fonctionnels, comme s'ils avaient enfin guéri leurs cicatrices profondes. Cependant, l'EMDR semble moins efficace contre les symptômes qui ne sont pas causés par un traumatisme passé, les dépressions d'origine biologique, les psychoses ou les démences.

LA COHÉRENCE CARDIAQUE[31]

Pour le médecin, une grande variance dans la fréquence cardiaque résultant d'un effort, par exemple, est un signe de bonne santé. De plus, le rythme cardiaque peut se dissocier du cerveau : ne parle-t-on pas parfois d'arythmie. Une approche crée par The Institute of HearthMath en Californie comporte plusieurs étapes favorisant l'atteinte de la cohérence cardiaque. Selon le Dr Servan-Schreiber, les patients qui la pratiquent, une fois la cohérence établie, réalisent qu'il ont un moi intuitif intérieur qui les a guidés tout au long de leur vie. Il en tire de la compassion pour leur être intérieur.

Pour établir le contact entre le cœur et le cerveau, il faut d'abord tourner son attention vers soi. L'exercice de respiration profonde pourra aider. Comme le mentionne le Dr Servan-Schreiber « la révolution, c'est-à-dire la paix intérieure – est [...] au bout de l'expiration [...] ». Après une quinzaine de secondes dans l'état de stabilisation, l'attention doit être dirigée vers la région du cœur, comme si l'on se laissait respirer à travers lui, et le sentir s'alléger de cette aération. La troisième étape consiste à se *connecter* à la sensation de chaleur et d'expansion provenant du cœur. Il mentionne que le cœur est particulièrement sensible à la reconnaissance, à la gratitude et à l'amour. On

---

31   David Servan-Schreiber, M. D. et psychiatre, *Guérir le stress, l'anxiété et la dépression sans médicaments ni psychanalyse*, Robert Laffont, Paris 2003, 302 p.

constatera souvent un sourire monter doucement aux lèvres. C'est le signe que la cohérence s'est établie. Nous pouvons alors interroger notre cœur. Si, à une question que nous nous posons, la chaleur du cœur réapparaît, c'est le signe que nous pouvons poursuivre dans la voie proposée; dans le cas contraire, nous devons l'éviter. Nous pouvons ainsi trouver des avenues qui unissent le cœur et le cerveau.

Après avoir vécu une période difficile en 2003 et 2004, j'ai du abandonner plusieurs activités pour me concentrer sur mon travail et sur ma famille. Malgré mes efforts, j'ai ressenti ce que j'appelle un « fond dépressif » dont je n'arrivais pas à me libérer en 2005. Comme la pratique de l'exercice de cohérence du cœur se marie à merveille avec ma technique de relaxation, j'ai pris l'habitude d'y recourir, surtout au lever. Cela me permet d'avoir l'impression que la journée sera belle, que tout ira bien, quelles que soient les vicissitudes ou les douleurs de la journée. C'est l'exercice qui a eu le plus de succès pour me libérer de ce fond dépressif. De plus, je sens une amélioration notable de mon énergie et de ma capacité de concentration.

Je songe à développer l'exercice de la cohérence du cœur pour y associer le bon fonctionnement de tout le système digestif… pour que tout « aille bien! ». N'oublions pas qu'à l'origine, selon certains, les expressions « Comment allez-vous? » et « Est-ce que ça va? » faisaient référence aux fonctions intestinales. Pour parodier le Dr Devroede, je parlerais d'un exercice de cohérence « fond »-damentale. Je constate que l'exercice de cohérence cardiaque m'a aidé à ne pas me soucier d'éventuelles douleurs intestinales qui pourraient survenir au cours de la journée.

F) – CE QUE L'ON PEUT PRENDRE

LE PLACEBO[32]

Les placebos sont des faux traitements ou médicaments (sans produit actif), mais dont l'efficacité psychologique peut soulager de 30 à 60 % l'intensité

---

32   P. Kissel et D. Barrucand, *Placebos et effet placebo en médecine*, Masson, Paris, 1964.

Articles, revue médicale en ligne Agora : http://www.agora.fr

P. Skrabaneck et J. McCormick, *Idées folles, idées fausses en médecine*, Odile Jacob éd. coll. Opus, Paris, 1997, 196 p.

Articles dans la revue en ligne E-santé : http://www.e-sante.fr

M. de Montaigne, *Essais*, tome I, Livre premier, chap. XXI, Le livre de poche. Librairie

de la plupart des douleurs. La polémique, depuis des siècles, en fait une supercherie inacceptable ou un bienfait inestimable. On appelle « placebo » toute action médicale qui procure au sujet l'illusion d'une thérapeutique médicalement admise (M. Yvonneau, 1962). L'effet placebo est la différence entre la modification constatée et celle imputable aux éléments actifs d'un médicament (P. Pichot, 1961). Dans ce sens, on enseigne aux médecins que l'effet placebo est toujours présent, même lors de la prescription d'un médicament actif.

Déjà, au temps de Montaigne, un médecin n'avait-il pas écrit que sa simple présence fut une opération suffisante pour guérir bien des hommes. Petr Skrabanek et James McCormick, professeurs à l'université de Dublin, rappellent qu'un jugement de 1890 confirmait que la loi britannique n'était pas favorable aux placebos. Fini cependant la légalité du recours à ses bienfaits. Les auteurs ajoutent que la croyance du médecin en l'efficacité de son traitement et la confiance du patient à son égard agissent avec synergie l'une et l'autre. Le remède garantit alors une amélioration et, parfois, une guérison.

Selon A. Hrobjartsson et autres, *New England Journal of Medecine* 2001; 344 : 1594-602, le placebo apporte une amélioration subjective ou objective chez 30 à 40 % des patients dans des situations cliniques très différentes comme la douleur, l'asthme, l'hypertension et même l'infarctus du myocarde. En épluchant plus de 114 études sur la douleur, les auteurs concluent cependant que l'effet placebo n'a pas d'effet direct et agit modérément, mais de façon non significative, sur les symptômes subjectifs chroniques. Pourtant, il est généralement reconnu comme important chez les personnes souffrant de TDF. Par ailleurs, d'autres études ont démontré que, dans certaines circonstances, un comprimé de lactose peut soulager non seulement l'anxiété du patient, mais aussi la douleur, les nausées, les vomissements, les palpitations, l'essoufflement ou d'autres symptômes. Le patient s'attend à obtenir un soulagement lorsqu'il reçoit une médication et parfois l'obtient par le seul fait de cette attente.

R. de la Fuente Fernandez et autres, *Science* 2001; 293, relatent une étude sur six parkinsoniens qui, à l'imagerie fonctionnelle, répondaient aussi efficacement

générale française, Paris, 1972, cité par B. Lachaux et P. Lemoine, *Placebo, un médicament qui cherche la vérité*, Medsi/McGraw-Hill, Paris, 1988.

W. Grant Thompson, M. D., professeur émérite de l'université d'Ottawa, *Gut Reactions – Topics in Functional Gastrointestinal Disease : What are Placebos? Are they good for you?*, Participate, vol. 11, no 4, hiver 2002, IFFGD, http://www.iffgd.org

au placebo qu'à l'apomorphine pour la libération de dopamine par les noyaux lésés. Chez ces parkinsoniens, le placebo est apparu d'autant plus actif que l'attente et l'espoir étaient grands, ce qui est conforme aux données classiques. Le placebo serait donc un des meilleurs prototypes des médecines naturelles.

En raison de son impact, les scientifiques ne reconnaissent l'efficacité d'un médicament qu'après une étude au hasard à double aveugle utilisant un placebo. Ce type d'étude permet d'isoler l'effet thérapeutique d'un nouveau médicament et d'associer le bon médicament à l'état particulier du patient. Dans le cas de TDF, l'état variable du patient peut de plus amener une amélioration naturelle durant un traitement, indépendamment de l'effet placebo ou des éléments actifs d'un médicament.

Malgré la rareté des études sur l'effet placebo, on note qu'une injection placebo est plus efficace qu'un placebo (médicament), qu'une grosse pilule est plus efficace qu'une petite et que la couleur de la pilule importe. Un médicament administré par un médecin est supérieur à celui donné par une infirmière, un produit commandé par la poste est moins efficace et la douleur diminue plus rapidement si l'arrêt d'une prise d'analgésique est suivi par la prise d'un placebo. Chaque personne répond différemment au placebo.

Il y a également le nocebo, soit le contraire de l'effet placebo, lorsque l'état du patient se détériore après la visite d'un médecin. « Voir le médecin et mourir! » comme disait mon père. Cet effet se retrouve également chez certains patients qui viennent d'apprendre un diagnostic ou de prendre un médicament. On parle également de l' « effet vaudou », où le médecin représente le mauvais sorcier ou le soigneur d'autres sociétés qui peuvent interpeller les mauvais esprits. Par exemple, une étude a démontré l'inefficacité des médecins lorsqu'ils rencontrent des patients souffrant du SII qui craignent secrètement d'avoir le cancer. Ce qui semble un facteur clé, c'est la relation entre le patient et le médecin. En ce sens, un bon médecin est le placebo.

L'effet placebo s'étend également aux appareils et aux techniques pratiquées par les chiropraticiens, les naturopathes et plusieurs autres praticiens non médicaux utilisant la chaleur, la lumière, l'hydrothérapie, la manipulation, le massage, etc. Associée à tout effet physiologique, leur utilisation peut créer un impact psychologique qui peut être rehaussé par la relation patient-praticien.

Le docteur Barry Beyerstein, Ph. D., psychologue, souligne que la douleur comporte à la fois des aspects physiques et psychologiques. Les charlatans et les guérisseurs qui réussissent par la foi ont des personnalités particulièrement charismatiques qui les rendent aptes à influencer les variables psychologiques qui peuvent moduler la douleur chez les personnes crédules. Selon le docteur Stephen Barrett, rédacteur de *Quackwatch* (ou *Démasqueur de charlatans*), la plupart des gens qui utilisent des placebos n'en tirent aucun effet bénéfique. Leur utilisation est essentiellement une escroquerie.

Quelle attitude doit-on adopter par rapport à l'effet ou à l'utilisation d'un placebo? Sa puissance scientifique est indéniable puisque les études qui n'en tiennent pas compte sont considérées comme non scientifiques. Pour le reste, les réponses me viennent d'Aristote pour qui « est bien ce qui convient »; et pour qui la plus grande valeur est l'amitié. Pourquoi pas celle de son médecin!

L'HOMÉOPATHIE[33]

Le docteur Stephen Barrett, fondateur de *Quackwatch,* offre un article relativement détaillé sur l'homéopathie. Le texte qui suit en est une synthèse. Pour lui, l'homéopathie est l'une des plus grandes supercheries qui existent. Les « remèdes » homéopathiques jouissent d'un statut unique sur le marché de la santé. Ils sont autorisés par le *Federal Food, Drug, and Cosmetic Act* de 1938 aux États-Unis qui reconnaît comme médicaments toutes les substances qui sont incluses dans la *Pharmacopée homéopathique* des États-Unis. Cependant, ces produits ne sont pas soumis aux mêmes critères que les autres médicaments. Ainsi, la *Food and Drug Administration* n'en garantit pas les effets. Pourtant, beaucoup de compagnies d'assurance couvrent les produits homéopathiques, et même les systèmes publics, comme en France, les reconnaissent et en remboursent une partie des frais.

---

33   http://www.allerg.qc.ca/homeopathie.html

http://www.passeportsante.net/fr/actualites/nouvelles/fiche.aspx?doc=2005082705

http://www.passeportsante.net/fr/therapies/guide/fiche.aspx?doc=homeopathie_th

A. Shang, K. Huwiler-Muntener et autres, *Are the clinical effects of homoeopathy placebo effects? Comparative study of placebo-controlled trials of homoeopathy and allopathy.* Lancet 2005, août-septembre; 366 (9487) : 726-32.

Fausses croyances à la base

L'origine de l'homéopathie remonte à la fin des années 1700, alors que Samuel Hahnemann (1755-1843), un médecin allemand, commença à formuler ses principes de base. Il a basé sa théorie en partie sur la loi des infinitésimales, qui prétend que moins un ingrédient est contenu dans une substance, plus il est actif. Ceci est l'opposé de ce que la science pharmacologique a toujours démontré. Ainsi, l'efficacité, comme l'inefficacité, de produits homéopathiques est relativement indémontrable.

Les conclusions incluses dans la *Pharmacopée homéopathique* ne sont pas le résultat d'évaluation scientifique, mais le résultat d'épreuves qui ont été faites à la fin des années 1800 et au début des années 1900. Le fait que les remèdes homéopathiques étaient moins dangereux que ceux de l'orthodoxie médicale du XIXe siècle suscita leur utilisation. La dernière école d'homéopathie pure a fermé ses portes aux États-Unis à la fin des années 1920.

Les remèdes peuvent être prescrits en fonction du « type constitutionnel » de l'individu. Par exemple, il y a le type *Ignatia*, nerveux, qui pleure souvent et qui ne tolère pas la fumée de cigarette, le type *Pulsatilla*, qui correspond à une jeune femme, blonde ou châtaine, avec les yeux bleus, aimable mais gênée. Le type *Nux Vomica* serait agressif, rude, ambitieux et hyperactif. Le type *Souffre* est indépendant, etc.

Ces remèdes sont essentiellement des placebos

Les produits homéopathiques solubles sont dilués en 9 ou 99 parties d'eau, les produits insolubles sont broyés et pulvérisés en proportions semblables, avec du lactose en poudre (sucre de lait). Une partie du remède dilué est par la suite dilué davantage, et le processus est répété jusqu'à la concentration désirée. Des dilutions de 1 pour 10 sont désignées par le chiffre romain X ($1X = 1/10$, $3X = 1/1\,000$, $6X = 1/1\,000\,000$). De la même façon, les dilutions 1 pour 100 sont désignées par le chiffre romain C ($1C = 1/100$, $3C = 1/1\,000\,000$, et ainsi de suite). La plupart des remèdes aujourd'hui se situent entre 6X et 30X, mais des produits de 30C ou plus sont disponibles. Une dilution 30X signifie que la substance originale a été diluée $1\,000\,000\,000\,000\,000\,000\,000\,000\,000\,000$ de fois.

Par exemple, le docteur Robert L. Park, directeur général de l'*American Physical Society*, note que si la plus petite quantité d'une substance est une molécule, une solution de 30C aurait au moins une molécule de la substance originale dissoute dans un contenant plus de trente milliards de fois la grosseur de notre Terre.

L'*Oscillococcinum*, un produit 200C pour alléger les symptômes de rhume ou de grippe, requiert la dilution de petites quantités de foie et de cœur d'un canard. Les substances d'un seul canard par année sont requises pour la production du produit dont les ventes se chiffrent à plus de vingt millions de dollars en 1996. Le Dr Park a noté que s'attendre d'avoir même une molécule de la substance médicinale dans les comprimés 30X voudrait dire qu'il serait nécessaire de prendre deux milliards de comprimés, ce qui totaliserait environ mille tonnes de lactose, en plus des autres impuretés que le lactose pourrait contenir.

En 1990, un article publié dans *Review of Epidemiology* a rapporté l'analyse de quarante études, qui auraient comparé le traitement homéopathique avec un traitement standard, un placebo, ou l'absence de traitement. La conclusion des auteurs était que toutes les études, sauf trois, avaient des défauts de conception méthodologique et que seulement une des trois aurait eu un résultat positif. Les auteurs ont conclu qu'il n'y a aucune preuve que le traitement homéopathique est plus efficace qu'un placebo.

Une autre étude d'essais publiée dans *The Lancet* en 1997 conclut qu'il est impossible de dégager une preuve incontestable de l'efficacité de l'homéopathie pour une intervention médicale spécifique. D'autres études penchent légèrement en faveur de son efficacité et les données recueillies excluent la possibilité qu'il s'agisse uniquement d'un effet placebo.

En décembre 1996, un long rapport fut publié par le *Homeopathic Medicine Research Group* (HMRG), un groupe d'experts réunis par la *Commission of the European Communities*. On peut en conclure que la plupart des recherches homéopathiques sont sans valeur; aucun produit homéopathique n'a pu être prouvé efficace comme traitement dans aucune condition. Le *National Council Against Health Fraud* avertit que le caractère sectaire de l'homéopathie soulève des questions sérieuses au sujet de la crédibilité des chercheurs en homéopathie.

Selon une étude des Drs A. Shang, K. Huwiler-Muntener et autres, publiée dans *The Lancet* en septembre 2005, l'homéopathie n'aurait pas plus d'effets qu'un placebo. Après avoir approfondi 110 essais cliniques, les auteurs ont analysé ceux montrant une méthodologie supérieure. Seulement neuf essais portant sur la médecine classique, et 21 sur l'homéopathie, répondaient à ces critères. Résultat : les traitements classiques se sont montrés supérieurs au placebo, ce qui n'est pas le cas pour l'homéopathie. Cette étude a été commandée par l'État suisse. Elle devait faciliter la prise de décision concernant le remboursement des traitements homéopathiques. Les caisses suisses d'assurance-maladie ne remboursent donc plus l'homéopathie.

Selon le Dr Barrett, la rémission spontanée est aussi un facteur à considérer dans la popularité de l'homéopathie. La plupart des gens qui attribuent leur « guérison » aux produits homéopathiques se seraient sentis tout aussi bien sans en avoir pris. Selon lui, les dirigeants de la FDA voient l'homéopathie comme relativement bénigne (comparée par exemple aux produits, aux effets non prouvés, vendus comme traitement du cancer ou du SIDA); et croient donc que sa priorité se trouve ailleurs.

LA PHYTOTHÉRAPIE[34]

Selon *Passeportsanté.net*, l'utilisation des plantes médicinales est la forme de médecine la plus répandue à travers le monde. Leur popularité est revenue depuis les années 1970, entre autres à cause des effets indésirables des médicaments de synthèse. L'Organisation mondiale de la Santé (OMS) et la Communauté européenne ont créé des organismes visant à recenser les usages traditionnels des plantes médicinales, à les valider sur le plan scientifique et à mieux comprendre leurs mécanismes sous-jacents.

Cependant, les herbes médicinales sont souvent vendues par des naturopathes, des acupuncteurs, des iridologues, des « chiros », des herboristes non licenciés, etc. La plupart les prescrivent pour toute la gamme de problèmes de santé. Plusieurs ne sont pas qualifiés pour faire des diagnostics médicaux ou pour apprécier comment ces produits se comparent aux médicaments acceptés.

---

34   http://www.allerg.qc.ca/minedherb.html

http://www.passeportsante.net/fr/therapies/guide/fiche.aspx?doc=phytotherapie_th

http://www.e-sante.fr/fr/magazine_sante/autres_maladies/plantes_meilleure_digestion-9618-214-art.htm

Collection Protégez-vous et Passeportsanté.net, *Guide des produits de santé naturels*, 2006, Protégez-vous, Montréal, 96 p.; http://www.pv.qc.ca

Les adeptes des herbes médicinales aiment souligner qu'à peu près la moitié des médicaments aujourd'hui sont dérivés des plantes. Cependant, les produits médicamenteux contiennent des quantités spécifiques d'ingrédients actifs. Les herbes dans leur état naturel peuvent varier beaucoup d'un lot à un autre et souvent contiennent des produits chimiques qui causent des effets secondaires.

Selon Monique Lalancette et Léon René de Cotret, de *Passeportsanté.net*, il existe un courant, l'herboristerie, qui met l'accent sur les connaissances empiriques des plantes et sur leurs effets reconnus historiquement. On s'intéresse aux effets de la plante dans sa globalité, sur tout l'individu. L'herboriste préparera souvent les mélanges et leur présentation (poudre, gélule, crème, tisane, etc.). Un second courant, la phytothérapie, se base davantage sur les connaissances biochimiques et se préoccupe plutôt des symptômes des maladies et de l'action des principes actifs des plantes. Cependant, la recherche et le développement en phytothérapie sont difficiles à financer, puisque les plantes ne peuvent être brevetées. Il n'est donc pas possible de rentabiliser les efforts de recherche. Toutefois, grâce à de meilleurs protocoles de recherche, l'action synergique des divers constituants commence à être mieux comprise et acceptée scientifiquement. Cependant, selon le Dr Barrett de *Quackwatch*, la meilleure source de renseignements au sujet des herbes, la *Natural Medicines Comprehensive Database* (http://www.naturaldatabase.com) couvrant en 1999 près de mille différentes herbes et suppléments diététiques, en identifiait seulement 15 % comme sûres et seulement 11 % comme efficaces pour les indications mentionnées.

Selon le Dr Barrett, aux États-Unis, les herbes utilisées pour usage préventif ou thérapeutique seraient sous la régie des médicaments qui est de juridiction fédérale. Pour éviter la loi, ces produits sont vendus comme des aliments ou des suppléments diététiques. Puisque les herbes ne sont pas sous les mêmes règles que les médicaments, aucune norme légale n'existe pour le traitement de celles-ci, leur récolte ou leur emballage. Plusieurs études mentionnées dans *Quackwatch* montrent que les produits étiquetés comme des herbes ne contiennent pas d'ingrédients utiles; d'autres ne contiennent tout simplement pas l'ingrédient principal pour lequel ils sont vendus. Lorsque que l'ingrédient est présent, la quantité indiquée correspond rarement au contenu.

Les produits contenant des ingrédients d'herbes multiples peuvent avoir des effets secondaires impossibles à prévoir. Un sondage de 1999 par le magazine *Prévention* aurait démontré que 12 % des utilisateurs d'herbes médicinales rapportaient des effets néfastes. La loi américaine n'interdira pas un produit dont les effets secondaires néfastes sont fréquents. La FDA lancera plutôt un avertissement.

Selon *Passeportsanté.net*, certaines plantes sont toxiques et d'autres peuvent être nocives en interaction avec d'autres plantes, des médicaments ou des suppléments. Le site indique les interactions nuisibles potentielles pour certaines plantes.

Au cours de ma « carrière digestive », j'ai eu recours à plusieurs suppléments alimentaires à base de plantes. Parmi ceux que j'ai essayés, il y a le charbon végétal, qui absorbe prétendument des bactéries nocives dans l'estomac. Dans mon cas, j'ai eu l'impression qu'il a soulagé les gaz pour quelques jours, mais que la flore intestinale s'est rapidement renouvelée et les gaz sont revenus plus violemment. J'ai également essayé les enzymes digestives (papaye), mais j'ai l'impression qu'elles n'ont pas plus d'effet qu'un placebo. J'ai déjà obtenu quelques résultats avec un supplément composé de plantes, le Physozyme-D, pour contrôler un déséquilibre acidobasique. Cependant, le pamplemousse ou son jus s'est montré, selon moi, nettement plus efficace.

J'ai également essayé plusieurs tisanes « digestives ». Souvent, les préparations contiennent de la mélisse, une plante vivace à odeur de citron. Présente depuis plusieurs années dans mon jardin, j'en infuse occasionnellement quelques feuilles fraîches durant la belle saison. Il faut éviter de la faire bouillir ou de la laisser infuser trop longtemps, car elle perdra alors son parfum. Toutefois, comme pour les autres préparations digestives, je considère que ce qui fait le plus grand bien est… l'eau chaude. Lorsque j'étais jeune, un ami de la famille, d'origine française, nous disait souvent : « Quand rien ne va, un grand bol d'eau chaude fera tout passer… par le bas ou par le haut. »

Il y a évidemment une multitude de suppléments dont je n'ai pas fait l'essai. Cependant, une simple lecture des éléments constitutifs peut souvent en démystifier la longue liste de bienfaits que l'on retrouve sur les dépliants publicitaires. Par exemple, un supplément appelé Floralax est constitué de psyllium, d'*aloe vera* et de pruneau. Alors, pourquoi ne pas simplement consommer des fibres ou des pruneaux frais ou séchés, soit crus ou trempés dans l'eau? Un autre supplément nommé Bio Superaliment (BSA) se compose de diverses algues séchées, dont la spiruline. Puisque l'on indique que le produit est riche en oméga-3, pourquoi ne pas déguster des algues fraîches ou utiliser des suppléments d'omega-3 dont les bienfaits sont davantage démontrés? Je vous épargne bien sûr la liste interminable des prétendus bienfaits, presque miraculeux, dont il est fait mention dans les dépliants publicitaires de ces produits.

Selon un article de Étienne Genovefa, journaliste de E-santé, de nombreuses plantes contiennent des huiles essentielles eupeptiques qui viennent à bout des digestions difficiles. C'est le cas notamment du carvi, de l'aneth ou du fenouil qui, par ailleurs, combat l'aérophagie et les ballonnements abdominaux. D'autres espèces végétales, comme le Boldo, stimulent les fonctions digestives après un repas trop copieux. Par ailleurs, l'ananas, riche en broméline, a également une action digestive de même que la papaye ou encore le gingembre, un tonique aromatique largement utilisé dans la dyspepsie. Enfin, des plantes comme l'artichaut, le romarin ou le radis noir stimulent les fonctions hépatiques et facilitent également la digestion.

En 2006, la revue *Protégez-vous*, en collaboration avec *Passeportsanté.net*, a publié son *Guide des produits de santé naturels*. Pour ce qui est de l'estomac et des troubles digestifs, on y propose l'artichaut, le chardon-Marie, le curcuma, le gingembre, la griffe du diable et l'orange amère.

L'artichaut soulage les troubles digestifs et réduit le taux de cholestérol sanguin. Son élément actif, la cynarine, qui n'est plus utilisée comme médicament depuis les années 1980. En Europe, on utilise le chardon-Marie en combinaison avec des médicaments pour traiter les troubles du foie. Cependant, comme ces troubles sont délicats à soigner, la prise de chardon-Marie devrait être supervisée par un médecin. Ces deux produits sont déconseillés pour les personnes allergiques aux composés (aster, camomille, marguerite, etc.) Le curcuma, un puissant antioxydant, est utile pour les troubles digestifs et pour la prévention du cancer grâce à son ingrédient actif, la curcumine. Le gingembre réduit la nausée et les vomissements de grossesse. Il prévient le mal des transports, le mal de mer et divers troubles digestifs mineurs. Le curcuma et le gingembre ne doivent pas être consommés en grande quantité par les femmes enceintes. La griffe du diable stimule l'appétit et soulage les troubles digestifs. Il ne faut pas l'utiliser en combinaison d'anticoagulant. L'orange amère est utilisée dans la médecine chinoise pour traiter divers troubles digestifs. Cependant, les contre-indications sont nombreuses, notamment avec la caféine. Elle favoriserait la perte de poids.

L'ALIMENTATION

Les effets du régime alimentaire sur le côlon irritable varient d'une personne à l'autre. Les gras alimentaires sont reconnus pour être des facteurs déclenchants, car ils ralentissent le transit du méat gastrique. Le maïs, le blé et même les fibres peuvent provoquer des symptômes chez certaines personnes. Chez d'autres, l'ajout des fibres à l'alimentation telles que le son ou une préparation de psyllium régularise l'intestin. Le glutamate monosodique peut aussi entraîner de graves symptômes de côlon irritable (c'est mon cas). En général, presque tous les aliments et les additifs alimentaires peuvent causer des symptômes de l'intestin irritable. Dans ce cas, les symptômes se reproduisent facilement. En effet, chaque fois que la personne consomme l'aliment déclencheur, elle ressent les mêmes symptômes. Tenir un journal des symptômes et de l'alimentation pendant au moins une semaine peut aider à identifier les aliments déclencheurs.

Environ 17 % des individus sont incapables de digérer le lait ou les produits laitiers. Cela est dû au fait que l'enzyme qui décompose le lactose est absent ou en quantité réduite dans leur système digestif. Ces personnes ressentiront alors les mêmes symptômes que celles atteintes du SII. Le traitement consiste à éliminer le lait de l'alimentation. Souvent, le beurre peut être toléré, car la partie du lait soluble dans l'eau en a été retirée en grande partie.

Lors de périodes de surmenage ou de grande fatigue, la production de gaz dans l'estomac et dans l'intestin peut augmenter considérablement. On peut avoir l'impression que tous les aliments se transforment en gaz. Prendre soin de son alimentation peut alors aider. Grâce aux exercices d'évacuation, je peux digérer à peu près n'importe quoi et, bien sûr, éliminer les gaz même s'ils m'apparaissent nombreux. Toutefois, je favoriserais une bonne combinaison alimentaire, c'est-à-dire une bonne proportion de légumes verts et à racine ainsi qu'un repas équilibré en termes d'acidité. Par exemple, ne pas associer pâtes, béchamel, pain et gâteau dans un repas. Un repas de pâtes devient équilibré avec une sauce à base de tomate (légèrement acide), un légume vert et un fruit pour dessert.

Des restrictions alimentaires, je ne retiendrais que le sucre raffiné, les aliments que l'on peut définir comme gazogènes et ceux dont vous êtes intolérants ou allergiques. Grâce aux exercices d'évacuation, on peut consommer modérément les aliments gazogènes (chou-fleur, brocofleur, croustilles, féculents, eau et boissons gazeuses, etc.).

Selon moi, l'interdiction de l'alcool et de la caféine est relativement contre-productive. Pris modérément, ils sont bénéfiques. L'alcool est un décontractant, un effet recherché lorsqu'une tension nerveuse élevée accompagne les gaz. Pour ce qui est de la caféine, elle constitue un excellent stimulant lors de journées de travail intellectuel par exemple. La fatigue générale ressentie ou accumulée par les personnes atteintes de SII se trouve ainsi temporairement soulagée. Il ne faut pas sous-estimer l'apport de ce stimulant, surtout si nous tenons compte de l'importance accordée de nos jours à la performance dans les milieux de travail. La pause-café donne aussi l'occasion de s'arrêter quelques instants et de socialiser. Comme pour l'alcool, cependant, il ne faut pas en abuser.

Dans un processus thérapeutique, on peut recourir à certains aliments pour obtenir les effets recherchés. Par exemple, je consomme des légumineuses (pois chiches, lentilles, pois, fèves, etc.) pour stimuler les gaz dans le gros intestin lorsque je sens le besoin de rêver pour faciliter la résolution d'un problème qui m'apparaît insoluble par l'unique apport de la « raison ». Les guérisseurs de certaines tribus africaines consomment des lentilles afin d'accroître leurs visions.

Le recours à un diététiste comporte des avantages évidents. D'abord, il propose généralement un suivi des aliments que l'on consomme afin de les associer à l'état de santé. Bien que je m'y connaisse peu, j'ai entendu bien des gens dire qu'ils avaient réglé leurs problèmes en suivant les conseils d'un diététiste. Je trouve très important de faire le suivi de notre alimentation. Par exemple, une gastro peut provenir d'une infection à la salmonelle, qui prend quatre jours avant que les symptômes soient perceptibles. Il en va de même des conséquences de mauvaises habitudes alimentaires, notamment lorsque l'on a une alimentation trop acide ou trop alcaline. Une mauvaise alimentation peut accroître les symptômes reliés aux allergies ou stimuler la production de gaz. Un traitement des problèmes de gaz peut être favorisé par un suivi et une modification, au besoin, de nos habitudes alimentaires.

Aliments peu gazogènes :

Légumes : asperge, avocat, bette, carotte, pois vert, fève jaune, champignon, zucchini.

Fruits : en boite, pomme pelée, tomate, raisin, kiwi, nectarine, agrumes (orange, pamplemousse, citron, clémentine, etc.), pêche, poire.

Viandes et autres : œuf, poisson, viande rouge, olive, yogourt.

Puisque les malaises dus aux gaz limitent le choix des aliments, il faut s'assurer que l'alimentation est quand même complète et suffisante. Parmi les nutriments essentiels, il faut retrouver la bêta-carotène (ou vitamine A), la vitamine C et le folate. Les vitamines A et C sont des antioxydants et le folate protège contre certaines maladies comme le spina bifida.

Les aliments suivants sont généralement tolérés par les personnes souffrant de SII. Choisissez ces aliments, cuits de préférence, le plus souvent possible.

Tableau VII		
Vitamine A	Vitamine C	Folate
Carotte	Orange/jus d'orange	Orange/jus d'orange
Citrouille	Pamplemousse et son jus	Épinard ou bette à carde
Patate douce	Tomate/jus de tomate	Asperge
Épinard ou bette à carde	Pomme de terre cuite avec pelure	
Courge (*Winter squash*)	Épinard ou bette à carde	

Si vous vous sentez mieux après six semaines d'essai, les auteurs du livre *I.B.S. Relief* suggèrent de réintroduire graduellement quelques aliments, notamment ceux qui vous manquent le plus.

Afin d'améliorer mon équilibre alimentaire, je tente souvent d'introduire des légumineuses. Comme il s'agit de protéine végétale, je considère qu'elles sont moins dommageables à la vie et à l'environnement que les protéines animales, surtout les viandes par exemple. Cependant, comme vous le savez, les gaz augmentent invariablement à la suite de leur consommation. J'ai testé aussi le Beano composé d'une enzyme qui aide à digérer les légumineuses. Je n'ai cependant pas senti une amélioration notable. C'est également un produit relativement onéreux. Je préfère consommer modérément des légumineuses lorsque je me sens relativement bien.

Mes recettes préférées (cette section est de mon cru)

Pour le petit-déjeuner, voici une recette qui contient à la fois des fruits pour la journée et une bonne quantité de fibres alimentaires (sans farineux, ni sucre raffiné) :

Pour deux personnes :

Tableau VIII	
Ingrédient	Mode de préparation
• 1 banane • 2 cuillères à soupe de germe de blé (facultatif) • 4 cuillères à soupe de son de blé • 4 cuillères à soupe de muesli • 2 cuillères à soupe de crème 15 % • ½ tasse de yogourt nature (biologique de préférence) • 4 dattes ou 2 figues coupées en morceaux • 1 cuillère à soupe de raisins secs Sultanas • 1/3 de tasse de fruits mélangés en boite ou raisins frais • quelques fraises, framboises, bleuets ou mûres selon l'offre	• Dans deux plats à soupe ou deux bols à dessert assez grands : • séparer la banane en deux, placer une demi- banane dans chaque bol et bien les écraser avec une fourchette • insérer le germe de blé, les raisins secs, le son de blé, le muesli et la crème (bien mélanger) • ajouter le yogourt, les dattes et les fruits en boite ou raisins frais • agrémenter avec les fruits de saison

Pour réduire la teneur en sucre, retirer les raisins secs et les dattes. Si vous êtes trop sensible aux produits laitiers, retirer la crème.

Pour un repas principal, voici des recettes, adaptées du *Thon à la Julie* (livre de recettes des Cercles des Fermières du Québec, p. 87.) qui ont l'avantage de contenir une grande variété de nutriments. Les quantités sont prévues pour deux personnes.

Toutes les recettes comportent une base de mayonnaise maison :

Tableau IX	
Ingrédient	**Mode de préparation**
• ¼ de tasse d'huile d'olive ultra vierge pressée à froid • 1 jaune d'œuf ou 1 œuf entier (optionnel) ou 2 cuillères à soupe de jus de citron • 1 cuillère à thé de moutarde de Dijon ou de harissa au goût • 1 gousse d'ail	À l'aide d'un mélangeur ou d'une fourchette, faire une émulsion en mélangeant tous les ingrédients en commençant par la moutarde ou le jus de citron et l'huile d'olive.

Autres ingrédients de base :

Tableau X	
Ingrédient	**Mode de préparation**
• ¼ de tasse d'olive (peu importe la variété, au goût) • 1 cornichon mariné non sucré • 1 boîte de thon blanc entier • poivre et assaisonnements provençal, grecque, italien, au goût (surtout pas de sel, c'est déjà très salé)	Ces ingrédients peuvent être soit coupés en petits morceaux, mélangés à la mayonnaise ou passés au mélangeur.

Variantes :

Tableau XI	
Ingrédient	**Mode de préparation**
Pour des personnes qui souffrent de diarrhée : • 1 ou 2 tasses de riz brun cuit	Prendre tous les aliments mélangés, les déposer ou les mélanger au riz refroidi. Servir immédiatement ou après une nuit au réfrigérateur (*Thon à la Julie*).

Pour des personnes constipées : • 6 feuilles entières de laitue romaine ou une botte de persil haché finement	Prendre tous les aliments mélangés et les déposer sur les feuilles (trois feuilles par personne). Ressemble à des tacos végétaux. Une option consiste à couper la laitue en morceaux et la mélanger avec tous les ingrédients en salade.
Pour des personnes qui ont un système acide : • 2 tranches de pain santé ou des pâtes alimentaires (de préférence sans gluten si vous y êtes sensible)	Passer tous les ingrédients au mélangeur et tartiner généreusement le pain (frais ou grillé). Avec les pâtes : réchauffer le ingrédients et les servir comme sauce.
Pour des personnes qui ont un système alcalin (mon cas) : • 1 ou 2 tomates entières • 6 feuilles entières de laitue romaine ou une botte de persil haché finement	Ajouter la tomate en morceaux ou broyée au mélangeur au reste de la recette. Peut être dégusté tel quel ou sur les feuilles de laitue romaine entière ou en salade.

Pour moi, ces recettes sont à la fois délicieuses, très équilibrées, faciles à digérer et ont tendance à rééquilibrer le système digestif. Je recommande de les utiliser de deux à trois fois par semaine.

Pour équilibrer le pH du système digestif

Pour aider au rétablissement d'un bon équilibre acidobasique, introduire des aliments acides (agrumes, tomates, jus de pamplemousse, vinaigre) et réduire les aliments alcalins (farineux, légumes verts, légumineuses) si vous avez un système alcalin : inversez si vous avez une système acide. Par exemple, si vous avez un système trop acide (assurez-vous d'avoir testé le taux d'acidité de votre urine avec des buvards : les brûlures d'estomac ne sont pas nécessairement un signe d'un système acide), un potage aux légumes verts, une portion de fromage avec une tranche de pain santé, devraient aider. Si votre système est alcalin, on préférera une salade aux tomates avec une vinaigrette à base d'huile d'olive et de vinaigre balsamique.

Enfin, comme le dit le Dʳ Pallardy, mangez lentement, régulièrement, la bouche fermée et surtout avec plaisir.

LES SUPPLÉMENTS ALIMENTAIRES

Les fibres alimentaires[35]

La quantité de fibres alimentaires recommandée quotidiennement est de 20 à 35 g. En moyenne, les Québécois consomment la moitié de l'apport recommandé. Il existe deux types de fibres alimentaires : les solubles qui, associées à l'eau, forment un gel (gruau) et les insolubles qui deviennent pâteuses lorsque ajoutées à de l'eau (son). Les fibres hydrosolubles sont la pectine, que l'on retrouve dans les fruits et les gommes, certains légumes, l'avoine, l'orge et les légumineuses. Les fibres insolubles comprennent le lignite (légumes), la cellulose (blé) et l'hémicellulose (céréales et légumes). On reconnaît plusieurs vertus aux fibres solubles sur la santé. Elles réduisent notamment le taux de cholestérol et ralentissent l'absorption du sucre dans le sang. Une population qui consomme une forte proportion de fibres dans son alimentation est corrélée avec un faible pourcentage de sa population affectée par le SII, les polypes, la hernie hiatale, l'appendicite, les hémorroïdes et les diverticules. Les fibres solubles comme les non solubles ralentissent un intestin trop pressé (diarrhée), augmentent le volume des selles et ainsi leur transit dans le gros intestin (constipation).

La principale difficulté rencontrée par une hausse de l'apport alimentaire de fibres est la production de gaz provenant des fibres insolubles. Il est alors recommandé de les augmenter progressivement sur une longue période. De plus, les fibres insolubles peuvent absorber jusqu'à quinze fois leur poids en eau. On risque alors la déshydratation, donc des crampes, si l'apport de liquide n'accompagne pas suffisamment l'ajout de fibres.

Il existe trois types de suppléments de fibres : le psyllium, une source de fibres à la fois solubles et insolubles qui peut être acheté en poudre (Hydrocil, Metamucil, Konsyl ou Perdiem); le méthylcellulose, une fibre semi-synthétique qui est soluble et forme un gel, mais ne fermente pas (Citrucel, Fibre Naturale); et le polycarbophile, une fibre synthétique qui ne

---

35   Article de Josiane Cyr, nutritionniste, Le Soleil, 20 mai 2000.

Participate, IFFGD, vol. 8, no 1, été 1999.

Dawn Burstall, R. D., T. Michael Vallis, Ph. D. and Geoffrey K. Turnbull, M. D., I.B.S. *Relief, A doctor, a Dietitian and a Psychologist Provide a Team Approach to Managing Irritable Bowel Syndrome*, Chronimed Publishing, Minneapolis, 176 p.

Qu'est-ce qu'on mange? Le Québec en 820 plats, Les Cercles des Fermières du Québec, vol. 3. 1994.

fermente pas (Equalactin, Fibercom). Un médecin ou un diététiste peuvent vous prescrire le supplément le plus adéquat pour vous.

Une diète riche en fibres exige plusieurs semaines avant de donner des résultats. Votre intestin étant irritable, tout changement peut occasionner une recrudescence de symptômes à court terme.

Afin d'atteindre un niveau de 20 à 35 g de fibres par jour, une diète à forte teneur en fibres alimentaires exige :

1   de consommer des fibres insolubles (surtout celles provenant de grain de blé entier);
2.   de consommer une quantité suffisante de fibres;
3.   d'en consommer tous les jours;
4.   de boire près de huit verres d'eau quotidiennement, ou d'autres liquides sans caféine, qui peuvent remplacer un maximum de deux verres d'eau.

Tableau XII
Contenu en fibres de certains aliments

Nutriments – Portion	Grammes
Céréales	
Pain de blé entier (tranche de 25 g) – fibres insolubles	1,7
Pain de son (tranche de 25 g) – fibres insolubles	2,1
Pain multigrain, (tranche de 25 g) – fibres insolubles	1,8
Muffin de blé entier (moyen) – fibres insolubles	3,8
Riz brun à long grain cuit (½ tasse ou 120 ml)	1,5
Nouilles de blé entier cuites (½ tasse ou 120 ml)	2,3
Gruau cuit (1 tasse ou 250 ml) – fibres solubles	5,7
Légumineuses (½ tasse : 120 ml)	
Fèves cuites – fibres insolubles	9,9
Pois séchés cuits – fibres insolubles	2,9
Lentilles cuites – fibres insolubles	4,3

Fruits et noix	
Amandes séchées non blanchies (10 noix) – fibres insolubles	1,6
Banane (moyenne)	2,0
Beurre d'arachides croquant (2 cuillères à table ou 30 ml)	2,2
Dattes (3) – fibres insolubles	2,0
Figues sèches (3)	9,5
Pomme avec pelure (moyenne)	2,6
Orange (moyenne)	2,4
Papaye (moyenne)	5,3
Poire avec pelure (moyenne)	5,0
Pruneaux (5)	5,3
Raisins, ¼ tasse (60 ml); les raisins Sultanas ont une plus forte teneur en fibres, 9 g par 60 ml)	2,5
Légumes (½ tasse ou 120 ml)	
Fèves vertes ou jaunes cuites – fibres insolubles	1,5
Fèves de lima cuites – fibres solubles	4,3
Choux de Bruxelles cuits – fibres solubles	3,4
Carotte cuite – fibres solubles	2,1
Carotte crue (moyenne) – fibres solubles	2,0
Maïs (1 épi, 30 cm)	6,6
Pois verts cuits – fibres insolubles	3,6
Pomme de terre cuite avec pelure (moyenne) – fibres solubles	4,5
Pomme de terre en purée – fibres solubles	2,5
Épinards crus	2,1
Tomate crue (moyenne) – fibres solubles	1,5

Les probiotiques[36]

Bien que le terme *probiotique* existe depuis plus de cent ans, les compagnies pharmaceutiques cherchent, depuis peu, à développer et à introduire des éléments bénéfiques dans l'alimentation, notamment les probiotiques. Le cher-

---

36   D'Souza et autres, *Probiotics in prevention of antibiotic associated diarrhea : meta-analysis.* B.M.J., 324 : 1361-4, 2002.

Articles du docteur Philippe Presles, magazine virtuel E-santé : http://www.e-sante.fr

cheur Aloysius L. D'Souza a inventorié neuf études scientifiques sur le sujet. Il conclut que les lactobacilles, bifidobactéries et autres probiotiques exercent des effets bénéfiques sur notre flore intestinale, notamment lorsqu'ils sont associés à la prise d'antibiotiques. Ils réduisent la durée des diarrhées et des gastro-entérites chez les enfants.

Certaines études ont démontré les bénéfices du L-Plantarium sur les douleurs abdominales et les ballonnements, ainsi que du VSL3, qui serait efficace sur les ballonnements. Cependant, selon le Dr Bouin, ces substances ne sont pas nécessairement disponibles sur le marché.

Le docteur Gregor Reid de l'université Western Ontario affirme que la plupart des espèces survivent grâce à l'équilibre de la flore bactérienne dans le système digestif. Par exemple, les animaux de laboratoire, exempts de bactéries, ont la santé nettement plus fragile que leurs congénères « infestés ». Des thérapies aux probiotiques sont expérimentées sur des animaux dans les domaines dentaire, urinaire et chirurgical et dans le traitement des maladies inflammatoires de l'intestin. Cependant, la majorité des recherches sont de nature commerciale et portent majoritairement sur la microflore du tube digestif. En effet, l'intestin contient plus de 400 espèces de bactéries connues et 50 % de la matière fécale en est constituée. Au Japon, des centaines de compagnies ont développé des probiotiques servant surtout à réduire la prolifération de bactéries indésirables dans l'intestin.

Les plus connus des probiotiques sont les lactobacilles et les bifidobactéries ajoutés aux yogourts. On retrouve également dans le kéfir différentes bactéries lactiques selon les recettes (lactobacille, streptocoque, acetobacter) et de levures (kluyveromyces, candida, saccharomyces). Généralement, l'intestin résiste à leur introduction. Il faut alors assurer un apport quotidien, ce qui intéresse grandement les fabricants. Le professeur Glenn Gibson de l'université de Reading en Angleterre prédit que l'industrie en proposera bientôt dans les fromages, la crème et les salamis de même que dans les formules laitières pour bébés. La colonisation de l'intestin des poupons par les bifidobactéries expliquerait en grande partie l'avantage marqué de l'allaitement maternel. Elles modifient l'acidité ambiante dans l'intestin,

---

Article de Bob Beale, The Scientist : http://www.thescientist.com/yr2002/jul/research_020722.html

Article de Jacinthe Côté, Le Soleil, 4 juillet 2004, p. A 11.

nuisant ainsi à la colonisation de bactéries causant la diarrhée et les gastro-entérites.

Certains prétendent que plusieurs infections gastro-intestinales, dont l'ulcère d'estomac provoqué par l'*helicobacter pylori*, certaines diarrhées (*clostridium difficile*) et les gastro-entérites, seraient liées à un déséquilibre de la microflore gastro-intestinale. Un déséquilibre de la microflore des bactéries pathogènes favoriserait leur développement; notons l'*Escherichia coli*; le *clostridium botulinum, difficile et perfringes*; la *listeria* monocytogne, la salmonelle, le *campylobacter* et le *vibrio vulnificus*. On peut également constater l'importance de vérifier l'équilibre acidobasique de la flore intestinale. Ajuster l'alimentation afin de rétablir cet équilibre assurerait un terrain plus favorable aux bactéries bénéfiques. Sur le plan des probiotiques, il y a des produits dont on prétend qu'ils protègent la flore contre les bactéries pathogènes. Notons certaines levures de type *boulardii* (Provultra et Provucal) qui seraient associées à une réduction de la fréquence des contaminations par les salmonelles et les compylobactéries. Il semble que ces levures ne peuvent coloniser l'intestin. Leur effet se manifesterait lorsqu'elles transitent dans le tractus gastro-intestinal jusqu'à leur élimination par voie fécale.

Les oméga-3[37]

Les oméga-3, des nutriments gras essentiels à l'alimentation du cerveau, sont particulièrement rares dans le régime alimentaire de la majorité des pays occidentaux. Une étude française sur les Esquimaux, qui consomment en moyenne seize grammes d'huile de poisson par jour, démontrent une production plus élevée à long terme de neurotransmetteurs associés à l'énergie et à la bonne humeur (dopamine) dans le cerveau émotionnel. Le docteur Andrew Stoll, de Harvard, a démontré l'efficacité des huiles de poisson riches en oméga-3 dans la stabilisation de l'humeur et le soulagement de la dépression chez les patients maniaco-dépressifs. Les études du Dr Puri et du Dr Nemets semblent démontrer que toute la gamme des symptômes de la dépression peut être améliorée par les acides gras oméga-3 : tristesse, manque d'énergie, anxiété, insomnie, baisse de libido, tendances suicidaires.

---

37   David Servan-Schreiber, M. D. et psychiatre, *Guérir le stress, l'anxiété et la dépression sans médicaments ni psychanalyse*, Robert Laffont, Paris, 2003, chap. IX, p. 145-166.

Le Dr Servan-Schreiber note cependant qu'il faudra peut-être attendre plusieurs années avant qu'un nombre suffisant d'études de ce type soient réalisées. Étant un produit de la nature, les oméga-3 n'intéressent pas les grandes compagnies pharmaceutiques, surtout que leur efficacité pourrait signifier un moins grand recours aux antidépresseurs.

Les études existantes suggèrent que, pour obtenir un effet antidépresseur, il faut consommer entre deux et trois grammes par jour d'un mélange des deux acides gras de poisson : l'acide eicosapentaenoïque (EPA), dont la teneur doit dominer, et l'acide docosahexainoïque.

5 – DIVERSES THÉRAPIES

LA PHYSIOTHÉRAPIE

La physiothérapie, par les étirements et le renforcement musculaire, améliore sensiblement le bien-être. Contrairement à la chiropractie, par exemple, elle développe l'autonomie, constituant ainsi une forme d'autotraitement. Beaucoup d'exercices, surtout les étirements, peuvent se faire à la maison. Il faut éviter cependant l'excès d'exercice et persévérer.

On peut soulager une bonne partie de la tension nerveuse, qui a pu se loger dans les muscles, par des étirements. On peut contrecarrer la dégénérescence musculaire par des exercices de renforcement. C'est le cas pour les personnes qui accumulent trop de tension nerveuse, qui deviennent inactives en raison des excès de gaz ou qui souffrent régulièrement de migraines et réduisent pour cette raison leurs activités.

Comme je fais beaucoup d'activités physiques, les exercices appris en physiothérapie me sont très précieux. J'ajuste ma condition aux activités que je pratique et je traite la moindre douleur musculaire et articulaire. Je profite donc du brassage du système digestif et de la respiration profonde qui découlent de mes activités sportives. J'ai l'impression que ces activités m'ont permis de vaincre l'anxiété que je ressentais lorsque je tentais de respirer profondément.

Selon moi, la physiothérapie s'inscrit dans une démarche d'autotraitement.

LA CHIROPRACTIE

La chiropractie peut aider lorsqu'il y a un problème de blocage au niveau des articulations du dos; et pour traiter les migraines causées par un mauvais alignement des vertèbres cervicales. C'est lors des premiers mois de traitement que je considère que ses effets ont été les meilleurs. Par la suite, les traitements m'ont laissé avec des douleurs récurrentes aux hanches. Je sentais une grande libération d'énergie au niveau du ventre, mais j'avais l'impression que cela déclanchait une attaque de gaz. Lorsque mon corps s'affaiblissait, au début de la trentaine, la combinaison chiropractie-physiothérapie a donné d'excellents résultats. Je n'ai plus recours à la chiropractie et je poursuis mes exercices de physiothérapie. Comme le Dr Barrett de *Quackwatch*, je n'apprécie pas la dépendance associée à la chiropractie.

L'ACUPUNCTURE

Le docteur David Servan-Schreiber consacre un chapitre de son livre à l'acupuncture. Selon l'Institut de médecine tibétaine, les symptômes émotionnels et physiques sont deux aspects d'un déséquilibre sous-jacent dans la circulation de l'énergie, le *Qi* (prononcé chi). Il y a trois façons d'influer le *Qi* : la méditation, qui la régénère, la nutrition et les herbes médicinales et, la plus directe, l'acupuncture. L'Organisation mondiale de la Santé la reconnaît en tant que pratique médicale efficace et acceptée. Avec le temps, son efficacité est reconnue pour traiter efficacement de plus en plus de maux, dont la migraine, la dépression, l'anxiété, l'insomnie et les troubles intestinaux. De plus, le Dr Hui, avec son équipe du *Masachusetts General Hospital*, a démontré que l'acupuncture pouvait s'adresser directement au cerveau émotionnel. Une étude de Harvard a montré que les aiguilles sont capables de bloquer les régions du cerveau émotionnel qui sont responsables de l'expérience de la douleur et de l'anxiété. Une séance a également l'avantage d'influer sur l'équilibre entre les deux branches du système nerveux autonome (le sympathique et le parasympathique).

Une autre étude réalisée par le docteur Klaus Linde publiée dans le *Journal of the American Medical Association*, indique cependant que l'acupuncture était efficace peu importe l'endroit où les aiguilles étaient placées, suggérant un fort effet placebo ou un effet physiologique non spécifique des aiguilles. Cette hypothèse a également été confirmée par une autre étude (Schneider, *Gut* 2006; 55: 649-654), mentionnée sur Egora (www.egora.fr), à partir de deux groupes de patients souffrant du SII, l'un traité par acupuncture, l'autre par acupuncture « placebo ». Il en est résulté une amélioration significative de la qualité de vie globale à la fin du traitement pour les patients des deux groupes. Cet effet disparaît trois mois plus tard. L'effet dominant consistait en une meilleure adaptation à la vie courante.

L'ANTIGYMNASTIQUE

Après une formation, mon épouse m'a initié à l'antigymnastique. C'est une forme de gymnastique douce (pas toujours, car on peut trop en faire et provoquer de l'inflammation), qui peut être très efficace pour soulager la tension musculaire. Les étirements et l'usage des balles favorisent l'autotraitement du dos, du cou et des épaules. De petites balles dures sont utilisées pour un traitement profond et précis. L'antigymnastique permet d'évaluer le niveau de tension musculaire.

Son principe est relativement simple et correspond à celui de la libération de la tension nerveuse : si l'on applique une pression soutenue et suffisante sur un muscle, il finit par se relâcher. Il s'agit de longer les muscles en appliquant une pression avec les balles, sans appuyer directement sur les vertèbres ou les articulations. On peut ajuster le degré et le temps de pression sur le muscle traité. Une bonne séance dure une trentaine de minutes. Dans mon cas, je commence par les muscles fessiers avec deux balles, une de chaque coté du coccyx, car ils sont les plus gros muscles du corps et que leur décontraction favorise l'équilibre musculaire de tout le dos. J'avance ensuite, à toutes les trente secondes environ, de quelques centimètres les balles le long des muscles dorsaux. Je termine avec les trapèzes, le cou et la nuque. Il existe des balles spécifiques à l'antigymnastique, mais j'utilise des balles de tennis, car elles prennent bien sur le vêtement (stabilité) et, grâce à la pratique, leur fermeté ne me cause plus une douleur musculaire insupportable.

Il s'agit d'une de mes techniques préférées, que je pratique régulièrement, même au bureau; et qui s'inscrit également dans une démarche d'autotraitement.

LA PSYCHOTHÉRAPIE

Ma psychanalyse m'a permis de découvrir l'importance du langage et du lien entre le corps et les tensions psychologiques. Certains émettent l'hypothèse que la lenteur et la trop grande sensibilité du tractus intestinal dépendent d'une disposition de la personnalité à tout retenir, à ne rien donner. On peut apprendre à éviter toutes les attitudes, pensées, habitudes qui provoquent une retenue. Par exemple, nous pouvons travailler à réduire les tensions psychologiques que nous nous imposons par les « il faut… », « ils m'ont… », « je devrais… », « à cause de mon histoire… », etc. Nous pouvons aussi améliorer notre qualité de vie par la prise de décisions et de résolutions qui nous conviennent. Nous pouvons également apprendre à mieux nous affirmer dans notre environnement de même qu'envers nous. Nous pouvons chercher à accepter nos imperfections et le fait que les autres peuvent nous en apprendre sur nous afin de réduire le niveau de tension sociale et donc notre tension intérieure.

J'insiste sur l'utilité d'une psychothérapie parce que le fait de me libérer régulièrement des gaz et de l'excès de tension nerveuse ont provoqué d'importants changements dans la perception de mon bien-être, de mes capacités et dans ma retenue.

Exprimer sa personnalité par un travail sur les conséquences (payer maintenant et voir les bienfaits plus tard) ressemble à une gestion adéquate des selles. Il s'agit de « laisser aller » maintenant et d'espérer, en guise de récompense, que l'amélioration en termes de disponibilité physiologique et psychologique résultera en une qualité de vie satisfaisante. Il faut faire comme si l'on pouvait fonctionner convenablement, sans céder à l'impression que cela coûtera trop cher. Un travail sur « l'économique » de la somatisation permet également de trouver des raisons pour continuer à « investir » dans soi.

La dépendance aux médicaments et la dépendance relationnelle ressemblent aux liens que l'on peut entretenir parfois avec le système gastro-intestinal. On ne peut vivre en se retenant constamment dans le but de se protéger de douleurs potentielles. Les maux s'accumulent alors au rythme des gaz qui se développent dans un système inactif. Il faut se retenir plus encore en croyant ainsi contrôler la douleur. Nous pouvons ainsi devenir victime de notre besoin de se protéger contre la douleur.

Les malaises gastro-intestinaux issus de problèmes relationnels dans la petite enfance peuvent souvent expliquer biens des luttes « intestines ». La révolte contre l'autorité, les luttes de pouvoir, la jalousie sont souvent corollaires des problèmes gastriques. Je ne me sens pas bien et je n'en resterai pas là. La lutte intérieure et relationnelle devient comme un schème privilégié de comportement dont il est difficile d'échapper. L'étude de nos schèmes ou automatismes dans les relations sociales ou privées est très importante. Par exemple, une constante opposition à l'autorité est souvent lourde de conséquences en termes de malaises physiologiques, sans compter les limitations dans la réussite sociale.

Un travail alors sur les conséquences, sur une amélioration de nos « relations », tenter de partir chaque jour sur un meilleur pied, redonnent du tonus, de la circulation, de l'activité dans le ventre.

Ceux qui ont déjà entrepris ou veulent commencer une psychothérapie doivent savoir que le travail sur le corps est essentiel aux déblocages. J'ai pu expérimenter que les phases de résistance finissaient par s'estomper à la suite d'une intensification du travail sur le corps. Pourtant, je ne crois pas que l'on puisse considérer la libération des gaz et de la tension nerveuse comme une panacée. Si nous n'en profitons pas pour effectuer d'autres changements dans notre vie, dans nos activités, dans nos attitudes, dans nos projets, la libération seule des gaz et de l'excès de tension peut devenir lassante et négligée.

LA PROGRAMMATION NEUROLINGUISTIQUE

Vu l'utilité d'apprendre à s'exprimer différemment, on recourt à la neurolinguistique. Elle est basée sur le concept de distorsion cognitive. Toute réflexion et expression de la réalité est essentiellement un exercice subjectif. Il peut arriver, par habitude, par préférence ou par éducation, que nous favorisions certains schémas de pensée qui s'éloignent sensiblement de la réalité qu'ils cherchent à expliquer. Il faut éviter que l'expression d'un malaise devienne pire que ce qui l'a causé. Pour la neurolinguistique, notre interprétation de la réalité détermine ce que nous ressentons. Par exemple, ce n'est pas une dépression qui nous ferait interpréter la vie de façon « déprimante », mais plutôt notre façon d'interpréter la vie qui finit par l'être. La santé viendrait donc par une saine gestion de nos activités interprétatives ou d'expression.

Sans avoir expérimenté la programmation neurolinguistique, je suis cependant convaincu qu'elle peut apporter un soulagement, à tout le moins, un horizon plus ouvert. Il devient donc possible de choisir quel type d'émotion nous désirons vivre et d'ajuster nos habitudes d'interprétation pour y parvenir. On peut apprendre à s'exprimer, réfléchir afin de devenir moins coincés ou pour moins somatiser. Elle s'inscrit donc dans une démarche d'autotraitement.

LA PLACE DE L'INCONSCIENT ET DU CONSCIENT

Le concept d'inconscient, popularisé par Freud, décrit une partie de la personnalité relativement inaccessible au conscient, qui possède une mémoire profonde, qui est dominée par le principe de plaisir et qui peut s'exprimer par des somatisations, des actes manqués et diverses perversions de la personnalité. Tout aussi inconscient, le surmoi représente ce que certaines personnes appelleraient « un mauvais père » enfoui qui ne cesse de nous culpabiliser, sans se soucier notre bonheur ou de notre santé.

Le plus facile dans la vie, c'est de laisser l'inconscient assumer pour nous. Souvent, c'est par le corps qu'il exprime son mécontentement, ou plutôt qu'il cherche à compenser son insatisfaction. Il affirme ainsi que l'être global a besoin de plaisirs pour survivre. Si le moi est désemparé par les exigences du surmoi et qu'il a de la difficulté à s'exprimer de façon satisfaisante dans la réalité, l'inconscient décide de se faire plaisir et la personne se retrouve avec des comportements, des sensations, un caractère, dont elle devient victime. La psychanalyse nous fait progresser le long du dur chemin de la connaissance de soi. Il faut découvrir ce que nous faisons assumer à notre corps et ce qui nous est possible d'assumer consciemment. Le moi peut ainsi davantage choisir la récompense, le plaisir qui va faire le pont, la paix entre le conscient et l'inconscient. Parce que, pour l'inconscient, assumer, consciemment ou non, est déplaisant; il lui faudra donc trouver une compensation.

Il est sans doute impossible de tout conscientiser ou d'établir une paix parfaite entre le conscient et l'inconscient. Il faut réaliser qu'il y a des avantages à posséder un inconscient et des habitudes de fonctionnement. Nous pouvons les analyser et négocier ce que nous pouvons changer. Malgré qu'une bonne partie de notre personnalité ou de notre fonctionnement demeure inconscient, l'étude des conséquences de nos automatismes, de nos cercles vicieux, de nos mauvaises habitudes, permet d'évaluer ce qu'il en coûte de trop compter sur lui. On peut alors essayer de s'exprimer de façon plus satisfaisante.

Je citerais ici le mot de Henry G. Tietze sur l'importance de se prendre en main :

> « Le jour où nous avons l'impression de tourner en rond et qu'il ne se passe plus rien de neuf dans notre vie, il importe de faire un retour sur nous-même. Il est alors essentiel de faire le bilan de notre

vie et de comparer actif et passif si nous espérons nous libérer de vieilles habitudes qui menacent notre existence et faire place à de nouvelles expériences.

Car peut-on être heureux lorsqu'on est aux prises avec des sentiments refoulés au fond de soi? Non, et c'est pourquoi la route de l'*éveil* est la seule susceptible de conduire à la libération, même si elle est pénible et difficile. Il est certain que toute entreprise d'introspection fait monter à la surface des émotions négatives que nous avons toujours maintenues refoulées à l'intérieur de nous.

La partie la plus désagréable de notre tâche ne consiste d'ailleurs pas à "déterrer ces morts" enfouis dans notre subconscient, mais bien plutôt à pratiquer sur eux une "autopsie" qui nous permet de comprendre leur vraie nature et d'éviter de les laisser nous intimider à l'avenir.

Or, nous avons appris à ne pas regarder les choses en face. Pourtant, si nous voulons nous libérer du passé, il faut avoir ce courage-là. Pour devenir *illuminé*, il importe de garder les yeux ouverts. C'est le seul moyen d'acquérir la connaissance véritable, celle qui conduit à l'action juste et, par le fait même, à la liberté. »

L'accumulation de la tension nerveuse et des gaz peut faire partie de l'économique de la personnalité. Elle peut donc nous priver de notre « liberté ».

L'IRRIGATION DU CÔLON[38]

Le but premier de l'irrigation est de vider le cæcum, soit la partie du gros intestin qui suit l'intestin grêle ou le « fond » du côlon. Un des traitements consiste à faire entrer et sortir du côlon – grâce à un appareil mécanique comprenant deux tubes – de quinze à vingt litres d'eau pure au pH neutre, chauffée à 35 degrés Celsius. Le patient n'étant pas invité à pousser ou à retenir. Le cæcum sera rejoint par effet de siphon. Une autre technique alterne

---

38   http://www.passeportsante.net/fr/therapies/guide/articleinteret.aspx?doc=hygiene_colon_montpetit_f_1992_th, d'après un article de Francine Montpetit paru dans le Guide Ressources, vol. 7, no 6, 1992, p. 28-35.

http://www.allerg.qc.ca/charlgastro.htm, *Le charlatanisme gastro-intestinal : coloniques, laxatifs, et plus.*

l'eau chaude et l'eau froide, ce qui devrait stimuler le tonus musculaire de la paroi intestinale et le renforcer. Le contenu du cæcum est alors éjecté par mouvements péristaltiques. Ensuite, on tente de rétablir la flore intestinale grâce à des suppléments bactériens acidophiles, l'équilibre normal des bactéries dites « amicales » (85 %) et « ennemies » (15 %). Il n'est pas rare d'avoir à subir entre dix et vingt irrigations. Des implants d'huile de tournesol ou de lin et l'ingestion quotidienne de fibres sont associés pour ressentir les bienfaits du traitement. À ces traitements s'ajoutent les bienfaits de la naturopathie : crudités, germinations, légumes verts, fruits et bonnes combinaisons alimentaires qui peuvent jouer un grand rôle.

Selon le docteur Michel Boivin, gastro-entérologue à l'Hôpital Saint-Luc, la théorie des hygiénistes n'a rien de scientifique (voir le site *Passeportsanté.net*). Selon lui, il n'y a rien de nocif dans le côlon, c'est un réservoir qui reçoit les matériaux non résorbés par la digestion normale. « Les bactéries s'emparent de ce matériel, les métabolisent pour s'en nourrir et pour nous redonner l'énergie perdue lors de la digestion. Seul endroit du tube digestif où il y a fermentation, le côlon est une espèce d'écosystème où prolifèrent les bactéries qui permettent de digérer et de se protéger contre les attaques extérieures. Le laver équivaut à laver son linge propre! »

Il ajoute que « si le côlon fonctionne mal, on a l'impression qu'il paralyse. Ce n'est pas vrai. On a aussi l'impression qu'il change de forme et s'affaisse. Ce n'est pas vrai non plus! Selon moi, il ne peut pas s'encroûter comme le prétendent les hygiénistes. Les particules qui s'en détachent lors du traitement sont le plus souvent des résidus des selles logés dans de petites poches qui ne créent pas de dommages, même s'ils sont là depuis des années. Les ballonnements doivent plutôt être attribués à la mauvaise coordination des mouvements intestinaux. Bref, on ne peut pas tout soigner par le côlon. Il y a de plus, bien que rare, un danger d'infection et de traumatismes en introduisant la sonde dans le rectum, de lésions, de fistules anales, d'hémorroïdes, de sténoses et de diverticules. Certains ne peuvent non plus tolérer un apport liquide important dans le côlon (les cardiaques et malades du rein). Enfin, le discours des hygiénistes du côlon est inacceptable quand on promet mer et monde. Il est malheureusement plus facile de se faire irriguer que de se prendre en mains pour remettre la machine en marche. »

Évidemment, ces appréhensions ne tiennent pas pour les tenants qui gagnent leur vie avec cette pratique. Selon la psychologue Louise Noiseux, la constipation, la principale raison que les patients donnent pour subir une irrigation, est symbolique du refus de l'autorité, du refus de fonctionner. Dans la vie, il y a toutes sortes d'autorités, celle de l'école, du patron, du conjoint, mais on peut aller plus loin en s'imposant à soi-même sa propre retenue. On se dit non pour toutes sortes de raisons et on finit par ne plus rien ressentir. On devient tellement engoncé émotionnellement et physiquement que l'on n'a plus de contrôle sur l'intestin et sur les viscères.

Le Dr Barrett, fondateur de *Quackwatch*, rappelle la position du *California Health Department's Infectious Disease Branch* qui indique que « la pratique d'irrigation colonique par les chiros, les physiothérapeutes, ou les médecins, doit cesser. L'irrigation colonique ne fait aucun bien, seulement du tort. »

Je n'ai jamais subi une irrigation du côlon et n'ai pas l'intention de le faire. Comme vous le savez, dans mon cas, une fois les gaz de l'estomac évacués, mon gros intestin retrouve systématiquement son tonus. Cela rétablit la circulation des flatulences et leur évacuation se fait « proprement ».

LA RELAXATION (quelques techniques existantes)

Plusieurs spécialistes conseillent de réduire votre stress, d'apprendre à mieux vous connaître et de vous affirmer avec votre conscient, de vous exprimer avec des mots plutôt qu'avec votre corps. Une technique de relaxation, la méditation transcendantale, le yoga, la prière, tous pratiqués régulièrement peuvent aider à décontracter le système digestif et à favoriser l'évacuation des gaz. Elle permet également de réduire l'accumulation de tension nerveuse et aussi de se centrer sur soi. Elle favorise également une meilleure perception de soi afin de mieux comprendre ce qui a pu être un stress au cours des dernières heures ou des derniers jours.

Si des crises physiques apparaissent lors de la pratique d'une technique de relaxation, il faut les laisser passer (s'exprimer) le plus possible. Elles peuvent cependant être récupérées de façon positive en ce qu'elles permettent de réduire la tension assumée par le corps. Cela indique aussi l'importance d'apporter des modifications à notre façon de vivre, de penser, de se créer des attentes, ainsi que de trouver des moyens pour libérer cette tension que nous pouvons avoir tendance à refouler.

Ces activités constituent également des temps d'arrêt, des moments différents de ceux que l'on vit régulièrement. Voici quelques extraits du livre du docteur Yves Lamontagne, *Techniques de relaxation*, France Amérique, 1982 :

« ... la procédure de Quinodoz nous apparaît très sensée : "Lorsqu'une personne qui vient me consulter situe sa demande en deçà du langage, j'ai tendance à lui proposer la relaxation; lorsqu'elle se situe au niveau du langage, je préfère renoncer à la relaxation et faire usage de l'élaboration que permet la parole".

Quant au thérapeute qui connaît diverses techniques de relaxation, la procédure que nous avons développée peut lui être utile. Ainsi, lorsque l'apprentissage d'une technique de relaxation est indiqué, nous enseignons une technique de relaxation active, comme la relaxation progressive, par exemple, aux malades souffrant d'une anxiété telle que le clinicien croit à la possibilité d'une éventuelle décompensation du patient au point de vue psychologique. Une méthode de relaxation active permet de garder contact avec la réalité et provoque beaucoup moins d'anxiété, d'effets secondaires et de complications chez ces malades que les autres techniques de relaxation. Chez tous les autres types de malades pour qui la relaxation est indiquée, nous utilisons une méthode passive, la plupart de temps le *training autogène*, soit seul, soit combiné à la rétroaction électromyographique. La combinaison de ces deux traitements est souvent bénéfique, du moins au début, comme nous l'avons démontré dans un de nos projets de recherche. En effet, la rétroaction électromyographique permet d'apprendre à se relaxer facilement et rapidement et les exercices de *training autogène* servent à consolider à domicile l'amélioration obtenue au laboratoire de rétroaction. Enfin, nous employons encore l'hypnose dans de très rares occasions, parfois lorsque les autres techniques ont échoué et chez des sujets très dépendants qui se refusent à pratiquer par eux-mêmes les techniques de relaxation. L'hypnose permet parfois d'obtenir des résultats rapides dans certains cas.

Avant de commencer à pratiquer une technique de relaxation, il faut choisir la technique par laquelle on se sent le plus attiré et un bon entraîneur.

Il existe des différences considérables dans la durée de l'entraînement à la relaxation selon les individus, l'âge et les habitudes des sujets, la régularité des séances d'entraînement, la capacité de suivre fidèlement les instructions et, bien sûr, selon le problème à éliminer. En ce qui à trait à l'anxiété, en général, on peut dire qu'un entraînement rigoureux de trois à six mois procurera sûrement au sujet des effets bénéfiques, et ce, quelle que soit la technique de relaxation apprise.

Jacobson raconte que tout effort fait pour relaxer provoque immanquablement l'échec de la relaxation. Adopter une attitude passive dans l'apprentissage d'une technique de relaxation demeure sans contredit l'élément le plus important. Pour y arriver, les directives suivantes peuvent êtres utiles. Ne forcez pas la relaxation, laissez-la venir. Ne vous souciez pas d'obtenir une bonne ou une mauvaise performance. Si vous avez des pensées distrayantes, cela ne signifie pas que vous pratiquez mal, mais dans ce cas revenez tout simplement à la répétition des phrases de votre technique de relaxation, le cas échéant, sans vous en faire.

En dernier lieu, on ne saurait trop insister sur l'importance de la pratique quotidienne pour acquérir l'habitude de la relaxation et en ressentir vraiment les effets. Si le sujet néglige la pratique, il risque fort de perdre ce qu'il a acquis; d'ailleurs, le grand problème est que les gens cessent de pratiquer leur technique de relaxation dès qu'ils ressentent des effets positifs. Il faut rappeler que seul un accomplissement régulier, rigoureux et persévérant des exercices de relaxation garantit un progrès de l'apprentissage et des effets durables. En moyenne, la pratique doit se faire une à trois fois par jour et la durée des exercices varie selon les techniques. »

La prière m'apparaît également un excellent exercice de relaxation : à la fois d'abandon et de demande d'aide. Dans une émission de télé qui décrivait la vie d'une religieuse centenaire, on pouvait apprendre qu'elle priait une demi-heure le matin et le soir. Il m'arrive souvent de recourir à la prière lorsque mes exercices de relaxation provoquent une crise d'angoisse ou des douleurs intenses. Cela me permet de mieux accepter, d'endurer et de trouver plus rapidement le chemin du soulagement. Prier signifie également demander à Dieu de nous guider, de nous aider. L'apport devient ici plus actif et permet de reprendre confiance en soi, de lâcher prise; comme si nous admettions que nous ne pouvons pas tout résoudre nous-mêmes.

6 – CONCLUSION

Ce livre décrit les exercices naturels que je pratique pour la libération des gaz et de la tension nerveuse. La pratique régulière de ces exercices permet une amélioration sensible de mon bien-être général tout en aidant à la circulation nécessaire des gaz dans le système digestif. Elle permet également de réduire la fréquence et de traiter rapidement une multitude de symptômes associés aux TDF.

Ces exercices comportent certaines difficultés : sensibilité accrue des malaises au début de la libération des gaz, avoir à se consacrer du temps, isolement (accepter que l'on ne puisse constamment tirer profit et être confortable en présence des autres, leur être utile), avoir à reprendre les exercices régulièrement. Pour être bénéfique, la démarche que je propose exige de développer et de maintenir un niveau de conscience et une curiosité sur soi relativement élevé. Il faut également accepter que nos symptômes puissent être le résultat de notre fonctionnement.

On devra peut-être aussi faire le deuil de ne pas être comme tout le monde; l'assumer et se dire que la vie est sans doute plus douloureuse pour nous, mais que nous pouvons améliorer notre état. Il ne faut donc ni céder à la dépression ni à la complaisance.

Par ailleurs, il m'apparaît difficile de communiquer ces techniques sans un accompagnement thérapeutique. Or, des formateurs, il n'en existe pas, bien que je rêve de pouvoir en former un jour. Cependant, des thérapeutes d'expérience peuvent sans doute facilement tester ces méthodes et les adapter selon les aptitudes et les besoins d'un patient.

En plus d'une description de ma démarche, un des objectifs de ce livre a été de fournir une information pertinente sur ce qui existe comme traitement connu concernant les TDF. Cela vise à mieux préparer le lecteur dans sa démarche, qu'elle soit en solitaire ou avec l'aide de professionnels de la santé. La rédaction de la revue de littérature a exigé un travail important. L'information est, selon moi, une composante essentielle d'une démarche d'autotraitement. Il me faudra sans doute constamment remettre ces sections à jour.

Je vous remercie, cher lecteur, car vous justifiez en grande partie les efforts que j'ai voués à la rédaction de ce livre et, sans doute, selon le succès de cet ouvrage, ceux que j'y consacrerai dans l'avenir.

Enfin, j'espère que plusieurs personnes pourront vivre la « libération » que procure l'évacuation des gaz et de l'excès de tension nerveuse. Ce n'est que dans cette mesure que j'aurai pu réaliser un de mes rêves, soit d'aider les gens, ne serait-ce qu'à chasser leurs « vents intérieurs ».

ANNEXE I

Mon enfant a mal au ventre

Les enfants sont sensibles aux maux de ventre qui peuvent devenir incommodants (nausées, insomnie, crampes, excitation). Les maux de ventre, comme la perte de sommeil, peuvent provenir de causes multiples dont certaines méritent une visite chez le médecin (s'il y a fièvre, douleurs persistantes, etc.) Par exemple, en très bas âge, l'enfant doit développer le processus de tolérance orale[39] qui consiste en une adaptation du système digestif à l'ingestion de corps étranger (antigène) ou d'une substance allergène sans que tout le système immunitaire se mette en branle. Par exemple, de 2 à 6 % des nouveaux-nés occidentaux seront allergiques aux protéines (caséine, bêta-lactoglobuline, etc.), généralement trouvées dans le lait de vache. Plus de la moitié de ces enfants souffriront de troubles gastro-intestinaux ou de réactions cutanées, et le tiers aura des problèmes respiratoires. Le système digestif est aujourd'hui reconnu pour assurer près de 80 % des fonctions de défense immunitaire, notamment par la présence de tissus lymphatiques et de colonies de bactéries amies.

Cependant, dans la plupart des cas de maux de ventre d'enfant, il ne s'agit pas de troubles importants. Il proviennent généralement, surtout chez les plus âgés, de réactions à une mauvaise alimentation (abus de sucre, de farineux, de chips, de boissons gazeuses), au stress (à l'école, un bobo, un changement important), à la chaleur (déshydratation) ou simplement en réaction à un virus ou à un antibiotique.

Je pars de l'hypothèse que les enfants, même « les grands », peuvent avoir besoin d'aide pour faire leur rot, comme chez les poupons. Toute maman sait qu'un nouveau-né à qui on aura omis de faire, ou de faire suffisamment, son rot aura des coliques et de la difficulté à dormir.

---

39   Mentionné dans l'article de Jacinthe Côté, Le Soleil, 23 janvier 2005, page A 10.

Pour aider l'enfant à se dégager des gaz gênants avant de le coucher :

1. S'assurer que l'enfant est bien hydraté;
2. Le chatouiller pour le faire rire (pas trop pour ne pas lui faire mal ou le surexciter);
3. L'asseoir sur vos genoux ou à côté de vous (pour un plus grand) et le bercer doucement… jusqu'à ce qu'un petit rot sorte naturellement;
4. Même exercice qu'au le point 3 en remontant ses genoux sur son ventre (excellent pour dégager les gaz intestinaux);
5. Le coucher à plat ventre sur vos genoux et lui donner de petites tapes dans le dos (ou le prendre dans vos bras et lui tapoter le dos);
6. Pour un plus petit, le mettre à plat ventre sur votre épaule, sa tête vers l'avant, et le promener une ou deux minutes en lui faisant visiter la maison (les papas adorent!);
7. Une fois qu'il a fait son petit rot et, au besoin, son petit pet, le coucher sur le ventre dans son lit;
8. Pour un enfant de plus de deux ans, toujours l'encourager lorsqu'il rote ou pète : il sera toujours temps de nuancer lorsqu'il sera en public.

Pour un meilleur résultat, on peut alterner, une minute des exerces du point 3 ou du point 4 et une minute de ceux du point 5. Répéter trois ou quatre fois, cela devrait suffire la plupart du temps. L'enfant a de fortes chances de mieux dormir et de bien récupérer. À terme, il pourrait même conserver un système digestif souple, sans tension excessive. Si l'enfant éprouve des maux de ventre régulièrement, il faudra consulter un médecin, surveiller son équilibre alimentaire et réduire les rations d'aliments qui favorisent la production de gaz ou pour lesquels l'enfant montre une intolérance.

Une petite technique de relaxation

Il est utile de bien décontracter les enfants avant de les coucher. On peut évidemment prendre la bonne habitude de leur faire la lecture ou de leur chanter une berceuse. Pour aider son enfant à bien relaxer, voici une technique qui a bien fonctionné avec mon petit entre l'âge de cinq et huit ans.

D'abord, prévoir une petite phrase rituelle que l'on répétera entre chaque demande de décontraction. Évidemment, les termes utilisés peuvent varier d'un enfant ou d'un parent à l'autre. Voici celle qui fonctionnait si bien pour moi :

Coucher l'enfant et lui dire doucement : « Ma petite vache a mal aux pattes... Mets ton ventre tout mou! »

En posant votre main sur son ventre, vérifier s'il l'a bien décontracté. On vérifie régulièrement au début. Une fois l'habitude bien inscrite, vérifier occasionnellement pour s'assurer qu'elle est bien conservée.

Ensuite, répéter la phrase rituelle en lui demandant de se décontracter les jambes, ensuite, son dos, ses épaules, ses bras, son cou, sa tête, etc. Cela permet aussi à l'enfant de conscientiser les différentes parties de son corps et d'apprendre à les décontracter.

Il est utile de vérifier si l'enfant modifie sa respiration. Une respiration qui s'approfondie est signe d'un sommeil proche. On peut alors arrêter l'exercice et lui souhaiter une bonne nuit.

ANNEXE II

Guide pour de « joyeuses fêtes »

Certains disent que le système digestif est un deuxième cerveau puisque c'est lui qui contient le plus de cellules nerveuses après le cortex cérébral. Le défi du temps des fêtes est d'éviter que les difficultés du second cerveau deviennent la priorité du premier. Voici quelques trucs développés au cours des années par quelqu'un qui possède un système plutôt délicat.

Boissons alcoolisées : bien s'hydrater avant de *boire* de même qu'après avoir bu. Les boissons alcoolisées ont tendance à déshydrater. On aura ainsi tendance à consommer moins d'alcool, à mieux l'éliminer et surtout à éviter la crise de foie du lendemain de veille.

Les repas copieux : pourquoi ne pas éliminer les repas copieux en préparant de délicieux amuse-gueules, arrosés comme il se doit, suivi d'un dessert. Cela vous évitera peut-être une fameuse salmonellose provoquée par des restes de repas principal, notamment de volailles mal entreposées. Vous voulez préserver la copieuse tradition du repas principal, évitez les desserts ou passez à deux repas par jour au lieu de trois.

Ne pas manger avant de se coucher : dormir le ventre plein expose souvent aux maux de ventre, notamment au reflux gastro-œsophagien, au ballonnement excessif de même qu'à l'embonpoint.

Un peu d'activité physique : quoi de mieux qu'une bonne marche après le café et le digestif pour nous fouetter un peu. C'est aussi la sédentarité qui peut rendre le coup de fourchette pire qu'un coup d'épée.

Ne pas « se retenir » : les voyages, la visite, les salles de bain occupées font parfois en sorte que nous ne nous soulageons pas dès que le besoin se fait sentir. Le corps s'ajustera parfois mal à ces retenues.

Renouveler les traditions spirituelles : la pratique religieuse dans le temps des fêtes permet, à tout le moins, de passer quelques heures à ni boire ni manger. Souvent, nous nous efforcerons d'être décents avant la messe ou la bénédiction du jour de l'An, ce qui est tout à fait *sain*.

Se garder des marges de manœuvre : les relations sociales peuvent parfois nous prendre au ventre. Selon moi, les membres de la famille sont des personnes, que nous aimons ou non, et qui nous ont été imposées sur une longue période. Si vous prévoyez recevoir ou visiter pendant plusieurs jours, vous pouvez dire que vous avez quelque chose de prévu à mi-parcours et que vous ne savez pas si cela se réalisera. Vous n'avez pas à dire que c'est votre besoin de récupérer qui sera au rendez-vous. Une autre façon d'éviter les abus est d'espacer les visites.

La libération des gaz : quoi de mieux que d'effectuer des exercices d'évacuation des gaz avant un voyage, ou en route vers nos hôtes? Une marche discrète dans le jardin ou vous isoler quelques instants pour effectuer des exercices vous permettra de récupérer joyeusement et de vous garder de « l'espace » pour la suite.

Tenir à jour la disponibilité des services de soins : connaître les heures d'ouverture des différentes cliniques de la région où vous serez est à la fois rassurant et pourrait vous éviter de longues heures d'attente dans une urgence bondée. Si vous prenez des médicaments, approvisionnez-vous adéquatement avant les fêtes afin d'éviter la course aux pharmacies « encore ouvertes »!

Que votre deuxième cerveau fasse la joie de votre premier!

ANNEXE III

Extraits d'articles de journaux sur la première édition

Le Soleil
Le dimanche 14 février 1999
Dimanche magazine (**SANTÉ**)
D'UNE CAPSULE À L'AUTRE

Pour contrôler le syndrome du côlon irritable

Le syndrome du côlon irritable (SCI), qui se manifeste souvent par l'alternance de diarrhée et de constipation, peut devenir une source de stress et d'angoisse importante surtout quand il est accompagné de maux de ventre, de hoquets et d'autres ennuis gastriques. Larry Tremblay est candidat au SCI depuis sa plus tendre enfance, mais par un cheminement personnel, il a réussi à trouver des solutions qui en atténuent les symptômes. Dans son livre intitulé *Autotraitement pour les migraines, l'insomnie, les malaises du système digestif et le stress accumulé*, l'auteur a voulu faire partager son savoir, mais prévient qu'il n'est pas médecin et que les techniques et démarches proposées ne sont que des compléments à l'approche médicale. En fait, toute sa démarche repose sur la libération des gaz du système digestif, d'une part, et sur le relâchement de la tension nerveuse, d'autre part. Les rots et les « pets », pourtant mal vus en société, sont à la base même des exercices mécaniques que Larry Tremblay a élaborés pour évacuer les gaz indésirables. Parallèlement à ces exercices, il propose aussi une technique de relaxation de son cru dont l'essentiel est « une adaptation de la méditation transcendantale qui ressemble au *training alpha* », écrit-il. M. Tremblay n'impose pas de recette dans son bouquin mais à travers son expérience, il ouvre une piste de réflexion et invite à une meilleure connaissance de soi. Le livre produit à compte d'auteur compte quatre-vingts pages. Son coût est de vingt dollars, taxes incluses, et peut être commandé en téléphonant au (418) 657-6451. Adresse Internet : larry. tremblay@globetrotter.net L. F.

Le Devoir

Le samedi 1ᵉʳ et le dimanche 2 mai 1999

LIVRES

Livres pratiques
Autotraitement

Un livret sans prétention qui donne des techniques pour soulager le syndrome du côlon irritable (SCI), les migraines, l'insomnie, les malaises du système digestif et le stress accumulé. Selon les dernières statistiques, plus d'un million de Québécoises et quatre cent mille Québécois souffrent du SCI, ce qui contribue grandement à diminuer leur qualité de vie. Pour en savoir plus sur les techniques proposées par l'auteur ou pour se procurer le livre, on peut écrire à : larry.tremblay@globetrotter.net.

ANNEXE IV

Commentaires de lecteurs des premières éditions

Actuellement, c'est votre technique qui a été la plus efficace pour me soulager.
M. Samson, Baie-Comeau, Québec

Un grand merci pour votre livre. Un grand bravo pour l'avoir écrit.
M. Accatino, Grenoble, France

J'ai déjà commencé à le lire et je suis fascinée…
Mme Noël, Ottawa, Ontario

Merci, pour votre volume et votre compassion pour ceux qui ont des problèmes de santé.
Mme Desmeules, Ancienne-Lorette, Québec.

J'ai commencé ma libération et je vois déjà une amélioration. Je vous en suis très reconnaissante.
Mme Desnoyers, Beauport, Québec.

Merci, pour l'aide apportée. Votre livre est intéressant, d'autant plus qu'il y a peu d'écrits sur le SCI.
Mme Giroux, Québec, Québec.

Votre livre m'a déjà beaucoup aidée. Après une gastroscopie et une endoscopie, j'avais des crampes et beaucoup de gaz. Je croyais que j'aurais à me forcer à faire des rots, mais ils venaient automatiquement. Après deux ou trois jours, je n'avais plus de gaz. Je vous remercie d'oser partager avec d'autres ce qui, à première vue, peut paraître farfelu.
Mme Boulanger, Longueuil, Québec

J'y ai beaucoup appris sur les problèmes… dont les professionnels de la santé

consultés à date n'ont rien pu faire. Votre livre est une source d'informations de grande valeur.
M. G. Bélanger, Ottawa, Ontario

Vous avez le mérite d'avoir cumulé beaucoup d'information. Je vous en félicite et vous remercie de les faire partager.
Mme Leblanc, Montréal, Québec.

Étant bien élevée, je n'ai jamais osé faire ce que vous dites dans votre livre! Je dois donc me convaincre à pratiquer… pas facile…
Mme Prévost, Saint-Jérôme Québec.

J'espère mettre votre expérience et vos recherches à profit, mais déjà votre simple témoignage m'encourage.
M. Coulombe, Saint-Jean-Port-Joli, Québec.

… j'y ai appris plusieurs exercices qui me font du bien…
Mme d'Anjou, Sept-Îles, Québec.

Je croyais que je serais différent toute ma vie quand le médecin m'a dit que la colopathie ne se soignait pas. Grâce à votre livre, je vais sûrement mieux me connaître et ainsi atténuer les crises.
M. Le Bras, Landivisiau, France

Merci, ce livre m'a permis de passer à travers ma dernière crise avec espoir. J'ai plus de pouvoir, je peux diminuer mes douleurs.
Mme Matte, Outremont, Québec.

Vous vous souvenez de la clémence de septembre (2000) et à cette occasion de l'arrivée des bonnes pommes! Grâce à vos exercices j'ai pu à nouveau croquer dans ce fruit qui m'était devenu « défendu ». Alors, imaginez mon plaisir et mon bonheur... de vous remercier très sincèrement.
Mme Rodrigue, Pointe-Lebel, Québec

Ce livre m'a beaucoup aidée à m'« introspecter » et à aller chercher les raisons de mon mal-être. Désormais, j'ai vraiment envie de faire ami-ami avec mon corps et de ne plus le torturer, mais au contraire, de l'accompagner sainement et sereinement.

Je l'ai d'abord lu très rapidement et j'ai laissé passer quelques jours... en effet, il venait toucher à mes « interdits »... les médecins me répètent depuis des années que je suis « pleine d'air », mais je n'avais pas fait de lien et ils ne m'ont pas donné de conseils! Petit à petit j'ai fait les exercices. Mon ventre a toujours été « dans ma tête »; aussi, il était difficile pour moi de m'autoriser à être tout simplement!

Puis j'ai repris le livre et j'ai souligné au surligneur jaune toutes les phrases importantes pour moi et j'ai mieux assimilé tous les textes et les annexes.

Je me suis retrouvée dans le fait qu'enfant j'ai été élevée dans un cadre rigide, mon père me terrorisait et je n'avais aucun soutien de ma mère. Si je devais résumer mon enfance par un seul mot ce serait : PEUR! Mes parents étaient fiers de la façon dont ils élevaient leurs enfants! et ils en avaient même des compliments... nous ne « bougions pas » et nous obéissions au doigt et à l'œil. À cette époque, malheureusement, mon père a confondu foyer et caserne militaire!

J'ai fait plus de dix ans de thérapie, mon père est un vieux monsieur de 82 ans, j'ai pardonné, mais que de dégâts!

Je me suis retrouvée dans bien des phrases de votre livre et ma vie ressemble plus à une lutte difficile qu'à un long fleuve tranquille!
Mme Marion, Besançon France

ANNEXE V

Éloge du pet[40]

De son origine :

Adam ayant pété avant que de parler, le pet est donc plus ancien que la parole. Sentez bien mon raisonnement.

Le pet est le fils de la fève... le rire a la propriété d'engendrer le pet, j'aime autant voir mon héros fils du rire que des haricots.

Auteurs, cessez d'écrire, puisque les arts ne vous nourrissent plus : mangez des haricots et pétez.

Un pet ne sent jamais mauvais pour celui qui le fait.

En société :

Une bonne villageoise rendant le pain béni... n'ayant pas fait attention à son échappée, elle croit que l'on rie de la petitesse de celui-ci et dit pour s'excuser : « Ce n'est pas ma faute, monsieur le curé, si j'avais eu plus de beurre et plus de sel, je l'aurais fait plus gros. »

---

40   C. F. Mercier de Compiègne, *Éloge du pet, dissertation historique, anatomique et philosophique*, Apolline – An VII de la Liberté, Paris, ISBN : 2-84556-016-8, 131 p.

Dans un cercle huppé :

Oh! Celui-là, il est authentique, car c'est un pet passé devant notaire!

(J'ajouterais, comme il a longtemps été écrit sur les bouteilles de Gaterade au Québec, nous sommes : « Recyclable là où les installations acceptent le PET. »)

BIBLIOGRAPHIE

Association des maladies gastro-intestinales fonctionnelles (AMGIF) : dépliants intitulés *RGO – Le reflux gastro-œsophagien*; *La dyspepsie non ulcéreuse*; *SII – Syndrome de l'intestin irritable – renseignements destinés aux patients*. En français : http://www.amgif.qc.ca/, mais plus de renseignements en anglais (*Canadian Society of Intestinal Research* – SIR) : www.badgut.com

BAILEY, Robert, Naoki CHIBA, Keith G. TOLMAN, Richard N. FEDORAK, Stephen WOLMAN, Stepen SONTAG, et Pamela ROSE. Le Clinicien – La revue de formation médicale continue, STA Communications, supplément novembre 1995.

BARIBEAU, Hélène. Guide ressources, novembre 2000, p. 24-27.

BEALE, Bob. The Scientist : http://www.thescientist.com/yr2002/jul/research_020722.html

BERNARD, Edmond-Jean. *Helicobacter pylori et ulcères gastro-duodénaux*, Le Clinicien, STA communications, vol. 11, no 12, décembre 1996, p. 63-78.

BOUIN, Mickael. *La constipation fonctionnelle : un symptôme unique pour des mécanismes multiples*, Du cœur au ventre, AMGIF, hiver 2005, p. 2-3.

BOUIN, Mickael. *Le syndrome de l'intestin irritable : les pistes de recherche*, Du cœur au ventre, AMGIF, hiver 2006, p. 2-3.

BRADETTE, Pierre. *Le syndrome du côlon irritable : ce que vous devez savoir*, Le Clinicien, vol. 18, no 10, octobre 2003. Voir : http://www.stacommunications.com/journals/leclinicien/archive.html

BRADETTE, Pierre. Le Médecin du Québec, vol. 37, no 2, février 2002 : http://www.fmoq.org/MedecinQuebec/Archives/Detail.aspx?pId=615

BURSTALL, Dawn, T. Michael VALLIS et Geoffrey K. TURNBULL. *I.B.S. Relief, A doctor, a Dietitian and a Psychologist Provide a Team Approach to Managing Irritable Bowel Syndrome,* Chronimed Publishing, Minneapolis, 176 p.

CARON, André. Le Clinicien, octobre 1995, vol. 10, nos10-11.

Chaire en gestion de la santé et de la sécurité du travail dans les organisations : série **La santé psychologique au travail… de la définition du problème aux solutions** (http://cgsst.fsa.ulaval.ca) :

> Fascicule 1 : L'ampleur du problème – L'expression du stress au travail.
> Fascicule 2 : Les causes du problème – Les sources de stress au travail.
> Fascicule 3 : Faire cesser le problème – La prévention du stress au travail.

CHANG, Stephen T. *Le livre des exercices internes*, SIP, Stuyvesant Publishing Co., 1984, 183p.

CHAPUT, Marcel. *Dossier Pollution*, Le Jour; http://fapel.org/frali5.htm

COLLARD, Christine. Quotipharm, *Maladie de Crohn (MC) et recto-colite hémorragique (RCH)*; http://www.quotipharm.com

Collection Protégez-vous et Passeportsanté.net, *Guide des produits de santé naturels*, 2006, Protégez-vous, Montréal, 96 p.; http://www.pv.qc.ca

CORMAN, Louis. *Psychopathologie de la rivalité fraternelle*, Charles Dessart, Bruxelles, 1970.

CÔTÉ, Jacinthe. Le Soleil, 4 juillet 2004, p. A 11; Le Soleil, 23 janvier 2005, p. A 10.

CÔTÉ, Jacinthe. *Une allergie que l'on appelle "intolérance"*, Le Soleil, 20 mars 2005, page A 13.

CRISAFI, Daniel-J. *Candida albicans : Plusieurs ennuis de santé sont liés à cette levure – Fatigue, migraines, dépression, étourdissements*, FORMA, Québec, 1994, 124p.

CYR, Josiane. Le Soleil, 20 mai 2000.

DALLAIRE, Christian. *Helicobacter au pylori*, Le Clinicien, STA Communications, vol. 1, février 1996, p. 114-129.

DE COTRET, Pierre-René, et Marie-Michèle MANTHA, *La migraine*, Passeportsanté.net : http://www.passeportsante.net/fr/Maux/Problemes/ Fiche.aspx?doc=insomnie_pm

DEHIN, Robert, Jocelyne AUDRY et Marie-Michèle MANTHA. *L'insomnie*, Passeportsanté.*net* : http://www.passeportsante.net/fr/Maux/Problemes/ Fiche.aspx?doc=insomnie_pm

DE MONTAIGNE, M. *Essais*, tome I, Livre premier, chap. XXI., Le livre de poche. Librairie générale française, Paris, 1972, cité par B. Lachaux et P. Lemoine, *Placebo, un médicament qui cherche la vérité*, Medsi/McGraw-Hill, Paris, 1988.

DEVROEDE, Ghislain. *Ce que les maux de ventre disent de notre passé*, Payot, Paris, février 2003, 311 p.

DEXTREIT, Raymond. *Pour surmonter rapidement spasmophilie et aussi asthénie & tétanie*, Éditions de la revue *Vivre en harmonie*, Collection la santé dans ma poche, Paris, 1984, 83p.

Diatary Management of Food Allergies Intolerances, 1997, *The Inside Tract, The Norhwestern Society of Intestinal Research*, no 130, mars-avril 2002, p. 8-9.

Divers auteurs. Clinique Mayo, *Les maladies de l'appareil digestif*, Lavoie et Broquet; www.broquet.qc.ca

DUBÉ, Réjean. Le Médecin du Québec, vol. 37, no 2, février 2002.

DUCROUX, Charles. article sur la migraine, Le Quotidien du pharmacien,

28 septembre 2006 : http://www.quotipharm.com/journal/index.cfm?dnews =122998&newsId=23&fuseaction=viewarticle&DArtIdx=376351

DUFOUR, Daniel. *Les tremblements intérieurs – Accepter de vivre ses émotions*, Éditions de l'Homme, 2003, 133 p.

D'SOUZA et autres. *Probiotics in prevention of antibiotic associated diarrhea : meta-analyse*, B.M.J., 2002, 324 : 1361-4.

Egora : articles parus dans la revue médicale en ligne Egora : http://www. egora.fr

EUSTACHE, Isabelle. E-santé, d'après un article de Renée D. Goodwin dans Psychosomatic Medicine, novembre-décembre, 2002; http://www.e-sante.fr

EUSTACHE, Isabelle. E-santé : www.e-sante.fr

FELDMAN, Catherine. : http://www.e-sante.fr

FINLEY, Guy. *Lâcher prise, la clé de la transformation intérieure*, Le Jour, 1993 (1990), 205p.

GUICHARD, Renaud. E-santé : http://www.e-sante.fr

Guide familial des symptômes, Santé et Fides, site de Famili-Prix Inc.: http://www.famili-prix.com

HACHETTE, J.C. et N. LEBERT. *Le guide de la médecine psychosomatique, comment guérir le corps en soignant l'esprit*, Marabout, Paris.

HANAUER, S. B. *Maladies inflammatoires de l'intestin*, In Nennett J.-C. et coll. « Cecil – Traité de médecine interne »,1re éd. fra., Flammarion, Médecine-Sciences, Paris, 1997, p. 707-715.

HAUMONT, Claude. *Le guide Marabout de la relaxation et de la sophrologie*, Marabout Verviers, 1980, 215p.

HÉBERT, Isabelle. E-santé : http://www.e-sante.fr

JACOBSON, Edmond. *Savoir relaxer pour combattre le stress*, Éditions de l'Homme, Montréal, 1980, 234p.

JOLICŒUR, Annie. Du cœur au ventre, vol. 2, no 1, printemps 2002, p. 2-3.

KISSEL, P., et D. BARRUCAND. *Placebos et effet placebo en médecine*, Masson, Paris 1964.

LAFORGUE, René. *Psychopathologie de l'échec*, Petite Bibliothèque Payot, Paris.

LAMONTAGNE, Yves. *Techniques de relaxation*, 1982, Montréal, France-Amérique.

LEBERHERR, Renaud. E-santé : http://www.e-sante.fr

LEDOUX, Stéphane. *La migraine : ce qu'il faut garder en tête*, Le Clinicien, mai 2004, p. 67-72 : http://www.stacommunications.com/journals/leclinicien/2004/May/PDF/067.pdf

LEMIEUX, Louis-Guy. Le Soleil, section Santé, 23 janvier 2005, p. A 10.

LEHMAN, Stéphane. E-santé : http://www.e-sante.fr

LOISEAU, Didier. *La diverticulose*, Erda.

LOWEN, Alexander. *Le Corps bafoué*, Éditions du Jour, 1976.

MAHER, Colette. *Rajeunir par la technique Nadeau : méthode de régénérescence*, Quebecor, 1984, 139 p.

MARCOTTE, Claude. *Vaincre la dépression par la volonté et l'action*, Le Jour, 1982.

Médisite : extraits d'un article du magasine virtuel français; http://www.medisite.fr/

MERCIER DE COMPIÈGNE, C. F. *Éloge du pet, dissertation historique, anatomique et philosophique*, Apolline – An VII de la Liberté, Paris, ISBN : 2-84556-016-8, 131 p.

MESSELY, Marie-Claude. Centre de santé publique de la région de Québec; http://ecoroute.uqcn.qc.ca/envir/sante/1_m10.htm

Northwestern Society of Intestinal Research : http://www.sciencemag.org/

OPPENHEIM, Michael. *The Complete Book of Better Digestion : A Gut-Level Guide to Gastric Relief,* Rodale Press, Emmaus, Pennsylvania, 1990, 282 p.

PALLARDY, Pierre. *Et si ça venait du ventre? Fatigue, prise de poids, cellulite, troubles sexuels, problèmes esthétiques, dépression, insomnie, mal de dos*; Robert Laffont, Paris, 2002, 257 p.

PARÉ, Pierre, et Marc BRADETTE. *Les troubles digestifs fonctionnels*, Le Clinicien, vol. 11, no 4, avril 1996, 172 p.

Participate, IFFGD, vol. 7, no 2, été 1998, p. 4-6 et vol. 9, no 4, hiver 2000.

Participate, IFFGD, vol. 7, no 2, été 1998, p. 1-5 et vol. 11, no 1, printemps 2002.

Participate, IFFGD, vol. 8, no 1, été 1999.

PECK, Scott. *Les gens du mensonge*, J'ai lu, Paris, 1983.

SCHIFFMAN, Muriel. *Self Therapy : Techniques for Personal Growth*, Self Therapy, Press, 1967.

PERREAULT, Danielle. Le Soleil, 28 mars 2004, p. A 15.

POITRAS, Pierre. Du cœur au ventre, AMGIF. Voir : http://www.amgif.qc.ca

POITRAS, Pierre. Du cœur au ventre, AMGIF, vol. 4, no 4, hiver 2004.

PRESLES, Philippe. E-santé : http://www.e-sante.fr

PRESLES, Philippe. *L'origine bactérienne se confirme*, E-santé, 6 octobre 2004, d'après Naser S. A. et coll., The Lancet, 2004, 364 : 1039-1044.

PRESLES, Philippe. E-santé, mentionnant l'article *Cancer Epidemiology, Biomarkers & Prevention*, 2004, 13 : 1253-1256; Journal of the National Cancer Institut, 96 : 2004, 1015-1022.

RÉAL, Pierre. *Pour une vie heureuse... triomphez de l'angoisse*, Marabout Flash, Paris, 1963.

ROGÉ, Jacques. *Le mal de ventre*, Odile Jacob, Paris, 1998; http://www.odilejacob.fr

RUBIN, Thérèse. Édicom : http://www.edicom.ch/sante/conseils/altern/gymresp.html

Science, 2002, 297 : 2275-9. : http://www.sciencemag.org

SERVAN-SCHREIBER, David. *Guérir le stress, l'anxiété et la dépression sans médicaments ni psychanalyse*, Robert Laffont, Paris, 2003, 302 p.

SKRABANECK, P., et J. MCCORMICK. *Idées folles, idées fausses en médecine*, Odile Jacob éd. coll. Opus, Paris, 1997, 196 p.

THOMPSON, W. Grant. *"Gut Reactions – Topics in Functional Gastrointestinal Disease : What are Placebos? Are they good for you?"*, Participate, vol. 11, no 4, hiver 2002, IFFGD : http://www.iffgd.org

TIETZE, G. *Votre corps vous parle, écoutez-le*, Le Jour, 1989, 211 p.

TOUGAS, G., P. HWANG, W.G. PATERSON et autres, *Dyspeptic symptoms in the general Canadian population: prevalence and impact on quality of life*, Gastroenterology, 1998, 114 : A312.

Traitement des maladies inflammatoires de l'intestin, GNP – Encyclopédie pratique du médicament 2000; Vidal, Paris, 1999, p. 616-620.

TULIN, Michel. gastro-entérologue, Hôpital du Haut-Richelieu : http://www.e-sante.fr

UEXKÜLL, von Thure. *La médecine psychosomatique*, 1996, Gallimard.

Wahnschaffe Gastroenterology, 2001; 121 : 1329-1338 et Sanders DS et coll. Lancet 2001; 358 : 1504-8 dans la revue médicale en ligne Egora : http://www.egora.fr

PRÉSENTATION DE L'AUTEUR

Né en 1956, à Forestville, sur la Côte-Nord du Québec (Canada), l'auteur a entrepris des études en philosophie à l'Université Laval en 1976 (baccalauréat), des études en *Management economics* à l'université de Guelph, en Ontario (Canada), en 1981 (baccalauréat) et des études de maîtrise en économique à l'Université Laval en 1985 (30 crédits). Il travaille au gouvernement du Québec depuis 1986.

Il s'est initié à la méditation transcendantale en 1980. Il a entrepris une psychanalyse de 1988 à 1994. Il a suivi une formation en technique Nadeau en 1995 et en taï chi taoïste en 2005. Il a également expérimenté plusieurs techniques présentées dans cet ouvrage (acupuncture, physiothérapie, orthothérapie, chiropractie).

Il souffre de troubles digestifs fonctionnels (TDF) depuis sa naissance. Grâce à plusieurs techniques, il a réduit considérablement les symptômes associés à la dyspepsie et au syndrome de l'intestin irritable.

Il a publié une première version de cet ouvrage en 1999. Il a également écrit des articles sur la santé, notamment dans *Journal Vert*, *Le Journal* (journal de l'Association des retraités du gouvernement du Québec).

Du même auteur :

Les mésaventures d'Odyme Huet, qui raconte les tribulations d'un enfant dysphasique (audimuet) en un temps où le terme n'existait pas : ISBN-2-9806102-2-4; http://www.makisoft.net/scripts.page. asp?site=1400031&page=5

« Sans cette maladie, je ne me porterais pas aussi bien moralement et physiquement qu'aujourd'hui! »

Laura, patiente du Dr Dufour
citée dans *Les tremblements intérieurs*, p. 23

Comme ma plume ne m'a pas nourri à ce jour, je vais suivre le conseil de Mercier de Compiègne, soit cesser d'écrire et manger des haricots... avec mes amis Daniel et Marcel.

Larry Tremblay
Le 14 novembre 2006